JN070481

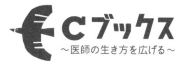
Cブックス
～医師の生き方を広げる～

労力を無駄にしないための臨床研究テーマの選び方

論文執筆マニュアルを開く前に読みたい没ネタ回避術

藤岡一路 著
神戸大学医学部附属病院小児科 講師

MC メディカ出版

はじめに
～適切な題材を選ぶコツ～

マニュアル本について

　昨今、「臨床研究の進め方」「論文の書き方」などのマニュアル本が医学書売り場に溢れています。筆者は、神戸大学小児科の新生児グループで研修医・大学院生指導に携わっていますが、彼らにこれらの本を読ませたからといってすぐに英語論文を執筆できるようにはならないのではないかという疑問を長年にわたって抱いてきました。

　その理由は、いわゆるマニュアル本に記載されている手引きというのは、そもそも「論文の書き方」さえ指導すればちゃんとした査読誌に英語論文としてアクセプトされるような適切な研究テーマが選択されている場合を前提として書かれているからです。そのため、「学会発表した内容はそこで満足するのではなく、英語論文として報告して初めて一件落着」みたいなストーリーが展開されます。しかしながら、欠陥のある研究テーマ（いわゆる没ネタ）をチョイスしていた場合は、仮に学会発表はできたとしても、マニュアルに則り適切な論文を書いたところでいつまでもアクセプトされないだろうと思うのです。

初学者は没ネタを掴む

　学会発表・論文作成に際して、研修医・大学院生に研究テーマの選択を任せると、往々にして "何でその症例を選ぶの？" といったケー

スや、せっかくのいい題材を"なぜその角度で切り取るの？"という
ようなパターンが多いように思います。そのまま突き進んでしまった
場合、箸にも棒にもかからない内容になってしまい、労力が無駄にな
るだけだろうなと思うことがあります。

大学院生 N さんの場合

　最近の筆者の実例では、当科の大学院生の N さんに「腹水を呈し
た新生児消化管アレルギーの 1 例」についての症例報告の草稿を執
筆してもらった際に、序文と考察の大半が消化管アレルギーの免疫学
的機序の説明と診断方法に割かれている一方、実際には本症例では負
荷試験などの正式な確定診断を行えていないというパターンを経験し
ました。その結果、「このような診断方法を行う必要がある」と大風
呂敷を広げたうえで、「実際に、我々の症例では施行していないです
が……」と言い訳する流れになってしまい、自らの正論が自らの首を
絞めるというよくわからない考察になっていました。

　「言い訳」というのは一般に他者に批判されたときに使う論法であ
り、自らの論旨に自ら言い訳しないといけなくなるような話の持って
いき方は「自己ツッコミ」をしたい関西の芸人さん以外は絶対にやる
べきではないと思います。N さんが消化管アレルギーの診断につい
て長々と草稿を執筆してしまったのは、十中八九、最初に読んだ参考
文献に記載されていた内容が診断にフォーカスしたものだったからだ
と思います。症例報告の執筆に関して、何も考えずに他者の論文を引
用してしまうとこのようなパターンに陥りがちなので、最初に方向性
を決めたうえでそれにフィットする参考文献を探すべきだったのだろ
うと思います。

大学院生Fさんの場合

　また、新生児の尿中バイオマーカーを用いた後方視的観察研究において、当科の大学院生のFさんが、「早産児と正期産児を比較すると、出生当日の値には差がありませんでしたが、生後3〜5日の値は早産児でやや高い結果が出ました」と報告してきました。しかし、一般に生後3〜5日の早産児というのは人工呼吸管理をしていたり、循環作動薬を使っていたりという集中治療の真っ最中である反面、生後3〜5日の正期産児というのはミルクを飲んでお母さんと同じ部屋ですごしているような場合がほとんどです。

　つまり、本ケースのように明らかに在胎週数ごとに患者背景が異なる場合は、バイオマーカーに差が生じる原因が内因性（在胎週数の違い）によるものか外因性（治療介入）によるものかを簡単に証明することはできない訳です。また、呼吸管理などの集中治療なしにはこういった早産児は生存できない訳なので、治療を受けていない群というのが理論上存在せず、多変量解析などを行っても多分簡単にはうまくはいかないように思います。加えて、在胎週数の違いがバイオマーカーに有意な影響を及ぼすのであれば、出生当日も差があるように思います。

　この場合のFさんの誤りは、データ解析をして最初に目についた有意差のある着眼点をなんとか掘り下げようとしてしまったことだと思います。後方視的研究というのはある意味有意差を探す作業のようなところがあるので、いろいろ探して差が出ることは当たり前です。では、その差に本当に意味があるのか、その差に基づく論理的なストーリーを作成できるのかという点を考えないといけません。「労力を無駄にしない」という観点からは、パッと見最初は簡単に勝ち進めそうなトーナメントであっても、山の反対側にゴリゴリの強豪校が控えて

いるような場合は、あえて頑張らずにそのトーナメントは捨てるという考え方も必要なのだと思います。

没ネタの回避と労力の回収に向けて

　そこで本書では、「臨床研究の題材（研究テーマ）の選択」に特化した解説を行い、どういった症例・研究課題には手をつけないほうがよいのかについて述べたいと思います。本書を読んだうえで「お蔵入りリスク」が高い「没ネタ」を掴むことを回避し、真っ当な研究テーマを選択することができれば、それ以降は市販のどのマニュアル本を参考にしても、必要な労力をかけさえすればきっと英語論文のアクセプトまで到達できるのではないかと考えます。

　また同時に筆者も、若いころに今なら絶対に労力を注ごうと思わないような典型的「没ネタ」に多大な労力をつぎ込んだ経験があり、それらを苦労して何らかの形にしたという経緯があります（ほとんど英語論文になっていませんが）。せっかくなので、そういった没ネタの回収法についても説明しようと思います。

2021 年 7 月

神戸大学医学部附属病院小児科 講師

藤岡一路

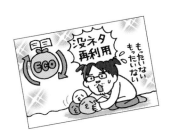

Contents

Chapter 1
本書で扱う研究の種類

Chapter 2
没ネタ回避のコツと実例集
～症例報告編～

（1）症例報告における没ネタ回避のコツ

(2) 症例報告の没ネタ実例集

Chapter **3**
没ネタ回避のコツと実例集
～後方視的研究編～

Chapter 4
臨床研究のTips

番外編

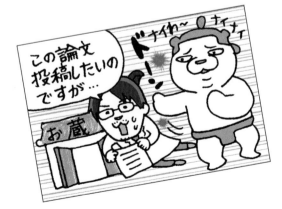

本書で扱う
研究の種類

Chap.
1

Chap.
2

Chap.
3

Chap.
4

番外編

Chapter 1

本書で扱う研究の種類

前方視的研究は扱いません

前述の流れから、ランダム化比較試験（randomized controlled trial：RCT）などの前方視的研究は、計画の段階から臨床研究の専門家や統計家が関与して計画に瑕疵がないように設計されていることがほとんど（設計されるべき）であり、これは即ち没ネタになる可能性がゼロなので、本書のテーマからは外れます。粛々とマニュアルに従って論文を執筆すれば、必ずアクセプトされるはずです。そもそも、本書で指摘するような没ネタに手を出すような人は、前方視的研究の主導者にはなれないでしょうし、RCT を主導しようかというような人は確実に本書のターゲット層ではありません（何よりも、題名の時点で本書を手に取られることもないでしょう）。また、私自身が前方視的研究の principal investigator になったこともないですし、いろいろ大変そうな手続きとかを見ているとなかなか一臨床医が片手間でできるようなレベルのものではないなと感じています。

Systematic Review も扱わない

同じく、筆者には経験がないですがいわゆる systematic review に関しても、そもそも既に世に出ており誰でもアクセスできるデータを利用して行う解析な訳ですから、研究設計が最も重要であり、研究設計次第で没ネタにも良ネタにもなり得るタイプの研究だと思われます

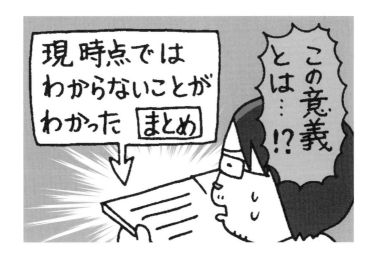

ので除外します。というのは、systematic review において研究設計に瑕疵が認められた場合は、ゼロからやり直せばいいだけであり、後述する症例報告や後方視的研究のように「今更過去に戻ってやりなおせないよー」というような事態には陥らないからです。時々、systematic review の peer-review 依頼が回ってくるのですが、「現在までに蓄積されたエビデンスを振り返った結果、何かしらの結論が下せる状態ではなく、さらなる研究が必要であることがわかった」というような論旨のものが散見されます。間違いではないとは思うのですが、エビデンスが蓄積されるのを待たずに今解析して発表する意義は何なのだろうと対処に困ることがあります……。

症例報告と後方視的研究

　以上から、本書で扱う題材は、症例報告と、後方視的（観察）研究のみとなります。また筆者の学会発表・論文作成に対するスタンスは、1 研究につき可能な限り最大の成果（例：英語論文として impact

15

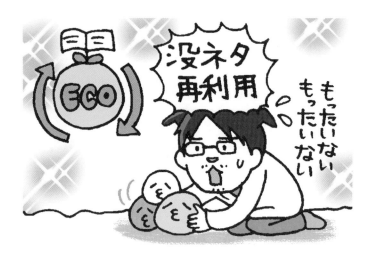

factor の 1 点でも高い雑誌に載せる）を上げるというよりは、極限まで労力の無駄を省くことに重きを置いています。

　粘り強く頑張れば英語論文になっていたかもしれないテーマが、英語論文化できていないことも往々にしてあると思います。しかし、個人的にはそれでいいと思っています。というのは、症例報告や後方視的研究というのはそもそも大化けしようのない種類の臨床研究テーマであり（どんなに逆立ちしても前方視的研究と比較するとインパクトが数段劣る）、データの収集や症例のリクルートメントに対して元手（手間）がかかっていないことがほとんどで、また同程度の研究テーマというのはそこらじゅうに落ちているため、素早く仕上げてすぐに次の課題にかかるほうが効率的ではないかと思うのです。まさに質より量の考え方です。

没ネタも論文化したい！

　本書の狙いは、臨床研究テーマにとりかかる前に以降で詳述するよ

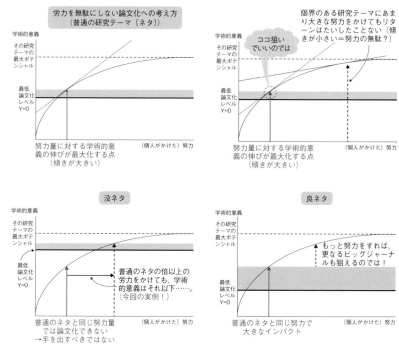

図　論文化における学術的意義と努力の関係

うな没ネタのリスクを鑑別し、そういった論文化の目処が立たないテーマに無駄な労力をかけないことを目指すことにあります（**図**）。また同時に、私は「査読を受けた英語論文以外は読む価値がない」というような純アカデミア的な立ち位置にはありませんので、どんな形であれ没ネタに費やしてしまった労力は回収すべきであると考えています。そこで症例報告・後方視的研究の没ネタの実例を提示して、どういう点が欠けていたのかを振り返り、（英語論文化は不可能にしろ）どのような形で労力の回収を図ったのかをお示ししたいと思います。

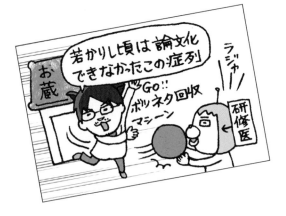

没ネタ回避の
コツと実例集
～症例報告編～

Chapter 2

（1）症例報告における没ネタ回避のコツ

どういう症例が報告になり得るか

　どんな症例が発表に値するのかについては、新規性があること、臨床的に有益な教訓が含まれていることなどが重要とされています。ただし、主観的に新規性や臨床的有益性があると判断したもののほとんどが、よくよく調べてみるとそこまで新規でも有益でもない症例だったということがままあります。症例報告が論文として受理されないケースの多くが、著者の主観的評価と査読者の客観的評価（peer review）にずれがあるケースで、査読者の評価のほうが正しいことがほとんどです。

新規性の欠如

　一番よくあるパターンが著者の文献検索が不十分なために「世界で

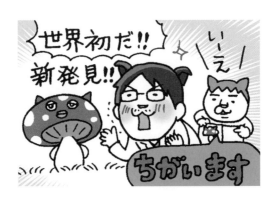

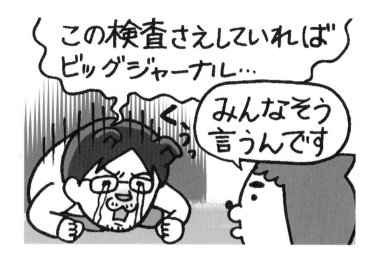

初めての症例」として報告しようとして、査読者から「いや、過去に誰々さんが既に報告していますよ」と指摘されるケースです。こういった症例は、どれだけマニュアル本を参考にして論文の書き方を改善しても、題材自体が悪いいわゆる没ネタであるためアクセプトされません（オリンピック金メダリストの名前は広く知られている反面、2位以下の選手の名前はほとんどの人が知らないのと同様、世界で2番目以降のケースが報告に値することを証明するのは難しいのです）。

検査・手順の不足

　仮に新規性や臨床的有益性が十分な症例であっても、診断に必要な検査・手順に不足があったり、臨床的管理に不備があったり、同意取得・倫理委員会などの手続き上の瑕疵があったりすると、これらも没ネタとなります。「この検査さえ提出しておけば……」とか、「書面で同意を取ってさえいれば……」、「ビッグジャーナルも狙えた症例なのに！！」というような症例は実際に臨床をしていれば年に1〜2回程

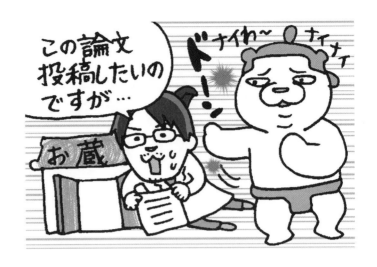

度は遭遇するのではないかと思うのですが、何の瑕疵もない完璧なケース以外は結局その他多くのケースと変わりませんし、逆に言うとそういったケースはほとんどないから貴重なわけです。

共著者の許諾

　別の観点からは、投稿さえ許可されれば間違いなく英語論文としてアクセプトされるような新規で臨床的に有益で何の瑕疵もない症例であっても、上司含め共著者の理解・承諾が得られない限りは投稿できませんので、残念ながら没ネタとなります。そういったケースもよくよく考えると理解が得られない理由があることがほとんどで（だいたいが著者の説明が言葉足らずな場合）、後から考えると納得できることがほとんどです。

　以降に、自験例の実例に基づいて解説していきます。

筆者の記念すべき 1 本目の症例報告
（症例を直接担当した訳ではないですが……）

藤岡一路ほか.【感染症】肛門蠅症の 1 例. 小児科臨床. 2005, 58 (11), 286-8.

要約　　　4 歳 男児に生じた肛門蠅症の 1 例を経験した。症例は糞便への虫卵付着を主訴に来院した。虫卵は採取飼育したところ 11 日目に成虫となり、成虫はノミバエ科の一種と同定された。症例は、肛門にハエが直接産卵した結果として生じた肛門蠅症と考えられた。衛生環境の整備された現在の日本において蠅症は非常に稀であるが、精神運動発達遅滞児などの特殊な患児においては注意が必要であると考えられた。

解説

　糞便への虫卵付着を主訴に来院した症例が持参した糞便から、虫卵を採取飼育し 11 日かけて蠅成虫を孵化させ、ノミバエ科の一種と同定した論文。大変面白い症例だと考えたが、文献検索をすると耳の中に虫卵を産み付けられるケースや、蠅虫卵を摂食し体内から成虫が生まれるケースなど、よりインパクトの強い報告がたくさんあることがわかった（新規性の欠如）。また根本的問題として、児の肛門周囲には虫卵を同定できず、体内から虫卵が排便されたことを証明できなかった。つまり、児の排便後に飛来したハエが便に産卵した可能性を否

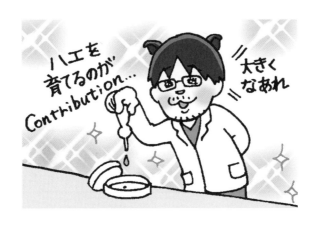

定できなかった（診断の不確かさ）。

労力を回収するために工夫した点：
肛門蠅症の診断の証明

　物証による診断の証明が困難であると判断し、「また排便現場を母親が直に目撃しており、排便直後の観察にて便虫卵を認めたとのことであった」の一文を加えることで排便後にハエが飛来した可能性をやんわりと打ち消そうとした。児の精神発達遅滞の指摘、砂場・牛舎で日常的に一人遊びを行っていたこと、救急外来受診時にパンツを着用していなかった事実などの状況証拠を集め、児の肛門にハエが直接産卵したというストーリーを作り上げ、論文化した。

　今振り返っても極めて speculative な内容であり、虫卵の写真を中心とした学会発表止まりにしておくべき案件。11 日間の虫卵培養の労力を取り返そうとした渾身の努力作であると思う。

その後

　本症例報告のキモは、便に付着した虫卵の由来を考察することにあ

るが、管理上のメインテーマはいかに虫卵からハエを孵化させ、論文化に値する写真を撮像し、その種類を同定するかという点にあった。まず、外来で虫卵付きの便の入ったシャーレを上司から譲り受けた私は、何の卵なのだろうという単純な興味のもと、院内の渡り廊下にてトタンの壁の下部が外部に開いている（風雨にさらされる）部位にシャーレを静置して毎日観察することにした（当然、自室とかに置く気持ちにはならなかった）。また、ある程度空気に触れさせたほうがよいと考え、一部シャーレをずらして置いて、時々便に水滴を垂らして湿らせておいたように思う。すると数日で、幼虫を孵化させることができ、それ以降はトントン拍子に蛹、成虫に成長した。蛹になったくらいで、気づかないうちに成虫化してそのまま逃げられては困ると考え、観察しない間はシャーレを半開きにするのはやめた。結果的に、想定外の生物とかではなく、ただのハエだったのでがっかりしたことを覚えている。

　同時に、記録をとらねばと考え、デジカメで写真を撮ろうとしたが、なにぶん対象が小さすぎるためピントを合わせるのに苦労した。同論文中図２の幼虫はピンボケしているが、それでもまだマシな１枚だったように覚えている。成虫になると動き回るので、撮影の難しさがさらに増すことになった。そのため、病理のW先生に相談して、ホルマリン固定してもらい、病理部のよいカメラで写真を撮ってもらった。

　また、報告するにはハエの種類の同定が必須と考え、専門家にみてもらわないといけないと考えた。インターネットで検索すると、兵庫県内に兵庫県立人と自然の博物館という施設があることを知り、同じ県立施設ということで不躾にも直接連絡したところ、研究員のY先生が親切にご対応くださり、ホルマリン標本を送付させていただき、

双翅目ノミバエ科（Phoridae）の一種と同定することができた。

　私自身は患者さんの外来担当医ではなかったため、実際にしたことはハエの飼育だけだったが、症例報告の筆頭著者という立場を与えてもらうことができた。これ以降現在に至るまで、私は論文のauthorshipは実際に患者を診療したかどうかよりも、論文の知的コンテンツにどれだけ貢献できたかを優先するというスタンスを貫くことにしている。

あとがき

　本症例報告から約20年後、小学生高学年の娘が夏休みに2泊3日で開催される自然観察教室（屋外合宿セミナー）に行きたいと言い出しました。しかし、妻は知らない団体に娘を泊まりがけで預けることに不安を感じているようでした。そこで、私がセミナーについて調べてみたところ、講師一覧に兵庫県立人と自然の博物館の研究員の方のお名前があり、「以前、この施設の先生にすごく親切にしてもらったから、きっとちゃんとしたセミナーなんじゃないか」と伝えて、娘を参加させることにしました。

　結果的に、とても楽しいセミナーだったようで大満足で帰ってきて、後ほど採取した昆虫の標本まで送っていただきました。普通に医者をしているだけでは接点のない組織にも、きっと素晴らしい方々が働かれているんだなと改めて思い返し、税金は案外有効に使われているなと強く思った次第です。

自らの知識不足を世に知らしめた
先天性トキソプラズマ症の誤診例

藤岡一路ほか.【感染症】過去に当院で経験した先天性トキソプラズマ症が疑われた6例. 小児科臨床. 62（5）, 2009, 937-42.

要約　　先天性トキソプラズマ症が疑われた児6例についての報告。母体トキソプラズマ抗体高値の5例（うち3例で母体トキソプラズマIgM陽性）では、新生児4例にトキソプラズマIgG上昇を認めたが、全例でトキソプラズマIgM陰性であり、垂直感染は否定された。残り1例は、児トキソプラズマIgM陽性で、アセチルスピラマイシンを予防投与した。しかし、母体のトキソプラズマ抗体価が陰性であり、最終的にトキソプラズマIgMの偽陽性例と判断した。トキソプラズマIgMより垂直感染を診断する際は、今後注意が必要である。

解説

　生下時のIgM高値例においては先天感染（TORCH症候群）を疑うべしという定石に従った結果、偶然トキソプラズマIgM陽性であることが判明した新生児。先天性トキソプラズマ症と診断し、アセチルスピラマイシン治療を行ったものの最終的に偽陽性と判明した。当該症例に関しては、母体の抗体価も2回測定し（すべてのトキソプラズマ抗体：陰性）、児の抗体価のフォローも行えており（IgG抗体は一貫して

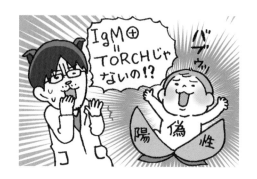

陰性）、必要データの収集は完璧であったものの、結果的に「先天性ト
キソプラズマ症ではなかった」という診断を盤石化したに過ぎなかった。

　個人的には、医学生時代より信じ込んでいた「TORCH 症候群は出
生時の特異的 IgM 陽性で診断する」という概念が否定されたインパ
クトの強い症例であり、「トキソプラズマ IgM は偽陽性のこともある」
というメッセージを伝えたいと考えた。

労力を回収するために工夫した点：
Case Report では弱いので Case Series にした

　論文化に際して、1 例の誤診例の Case Report だけでは（恥の上
塗りのようであり）上司の理解が得られないと考えた。そこで、過去
の症例も遡り先天性トキソプラズマ症疑いの複数例をまとめた Case
Series の形とし、商業誌に投稿した。

　本ケースの最大の問題点は、診断に用いた検査キットのプラテリア
トキソ IgM の感度は 99.4％であるが、特異度は 49.2％であり、偽陽
性が多い、という報告 [1] が既に 1997 年になされており、「トキソプラ
ズマ IgM は偽陽性のこともある」という個人的な学びは、知ってい
る人からすると常識であったという点である。つまり、当該メッセー
ジ自体が全く新規ではなかったため（新規性の欠如）、自らの知識不

足を世に知らしめた一報とも言える。

ただ、上記の概念は未だにそれほど広く知られた概念ではないようで、2018年に大学病院の新生児部門の責任者となって以降、時々先天性トキソプラズマ症に関する問い合わせの相談を受けるようになりました。調べてみると、母子感染の予防と診療に関する研究班のホームページに先天性トキソプラズマ症の診断方法として、「出生時の児血のトキソプラズマ IgM が陽性の場合、先天感染があると診断する」[2]旨の記載があり（American Academy of Pediatrics 発行のRED BOOK に基づいているそうです……）、未だ一般的には特異的IgM 陽性を診断根拠とする医療がまかり通っているようでした。もっと驚いたのは、先天性トキソプラズマ感染疑いの出生児の精査、診断と治療を行う、または主治医から相談を受けられる小児科担当者として自分が掲載されていたことです。ちょっとびっくりしました。

それ以後、さすがに少し勉強しないといけないと思い、いろいろ調べた結果、PCR 含めて無症候の児に出生後早期に先天性トキソプラズマ症を確定診断する手段はなく、生後1歳までに母体からの移行抗体であるトキソプラズマ IgG が児の体内から消失することが「感染なし」の判断に有用であることを学びました。最近になって、依頼原稿でこのあたりの内容[3]を執筆する機会を得るに至りましたが、トキソプラズマは奥が深いと改めて感じています。

あとがき

ただ、上記の概念は未だにそれほど広く知られた概念ではないようで、2018年に大学病院の新生児部門の責任者となって以降、時々先天性トキソプラズマ症に関する問い合わせの相談を受けるようになりました。調べてみると、母子感染の予防と診療に関する研究班のホームページに先天性トキソプラズマ症の診断方法として、「出生時の児血のトキソプラズマ IgM が陽性の場合、先天感染があると診断する」[2]旨の記載があり（American Academy of Pediatrics 発行の RED BOOK に基づいているそうです……）、未だ一般的には特異的 IgM 陽性を診断根拠とする医療がまかり通っているようでした。もっと驚いたのは、先天性トキソプラズマ感染疑いの出生児の精査、診断と治療を行う、または主治医から相談を受けられる小児科担当者として自分が掲載されていたことです。ちょっとびっくりしました。

それ以後、さすがに少し勉強しないといけないと思い、いろいろ調べた結果、PCR 含めて無症候の児に出生後早期に先天性トキソプラズマ症を確定診断する手段はなく、生後1歳までに母体からの移行抗体であるトキソプラズマ IgG が児の体内から消失することが「感染なし」の判断に有用であることを学びました。最近になって、依頼原稿でこのあたりの内容[3]を執筆する機会を得るに至りましたが、トキソプラズマは奥が深いと改めて感じています。

1) Howe DK, et al. Determination of genotypes of Toxoplasma gondii strains isolated from patients with toxoplasmosis. J Clin Microbiol. 35（6）, 1997, 1411-4.
2) 母子感染の予防と診療に関する研究班. トキソプラズマ妊娠管理マニュアル. 2020年1月10日（第4版）. http://cmvtoxo.umin.jp/doc/toxoplasma_manual_20200116.pdf（2021年4月20日閲覧）
3) 菅秀太郎, 藤岡一路.【NICU 卒業生の予後と診療のポイント】先天性感染症 トキソプラズマ. 小児科診療. 83（9）, 2020, 1235-8.

査読者の独自調査により、より詳細な患者背景が明らかとなり、結果として内容を訂正する必要が生じ、平謝りすることになった症例報告

藤岡一路ほか. 大血管転位を合併し生後に診断された先天性風疹症候群の1例. 日本周産期・新生児医学会雑誌. 49（4）, 2013, 1286-90.

要約　　妊娠36週5日に胎児心疾患と胎児発育不全を指摘され紹介となり、在胎37週6日、出生体重2,078gで出生した女児。出生時、児は紫斑、脾腫、血小板減少、高IgM血症がみられ、超音波検査により大血管転位（transposition of the great arteries：TGA）Ⅱ型と上衣下嚢胞、さらに右眼白内障が認められた。これらの所見に加えて、風疹ウイルスIgM陽性、RT-PCR陽性から先天性風疹症候群（congenital rubella syndrome：CRS）と診断した。また、本症例の出生前経過を確認すると母体には風疹ワクチン接種歴はあるが、前妊娠時には風疹抗体陰性であった。しかし、本妊娠5週時には発熱があり、10週時には風疹HI抗体価256倍が認められたものの患者コンプライアンスが悪く、精査不能であった。風疹流行期においては、積極的にCRSスクリーニングを行うこと、風疹抗体陰性妊婦へのワクチン追加接種を行うことが重要だと思われた。

解説

　2012年度の全国的な風疹流行に際して、TGAを合併したCRSの1例を経験した。当初は、胎児診断のついた複雑心奇形ということで

出生直後の循環管理のみに着目していたが、入院時に認めた紫斑、血小板減少、上衣下囊胞、高 IgM 血症の所見から、TORCH 症候群の可能性を考え、各種ウイルス抗体価を提出し、風疹抗体価高値より CRS と診断された。精査により、先天性白内障の合併も見つかった。

CRS の合併症として先天性心疾患は広く認知されているが、肺動脈狭窄症や動脈管開存症が多いと報告されており、TGA との関連は当初想起できなかった。風疹流行時期においては複雑心奇形の原因として CRS も考慮すべきというメッセージは重要であると考え、論文化を目指した。

労力を回収するために工夫した点： TGA と CRS の関連性の紐付け

一方で、TGA は稀ながらも一定の頻度で発症することを考えると、風疹流行時期には偶然 TGA と CRS にともに罹患するパターンも生じ得ると思われ（診断の不確かさ）、病態生理的な何らかのつながりを推測することが必須であった。

そこで、TGA の発症が胎生 6 週までであること、母体発熱から潜伏期を推測すると妊娠 3〜4 週に風疹に罹患していた可能性が高いことを考察し、TGA 発症に風疹が関与した可能性を指摘した。もう一点、TGA の催奇形因子として、母体の経口避妊薬内服や母体糖尿病などが知られているが、本妊娠ではどちらも認めないことを記述し、それらの可能性を否定することにより、相対的に TGA と CRS の関連性を補強しようと試みた。

その後

査読者から偶然の一致の可能性を指摘されることばかりを想定して

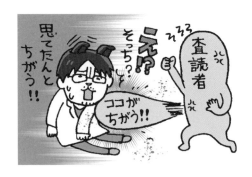

ヒヤヒヤしながら結果を待っていると、母体に対する妊娠中の風疹精査についての記載が、医療紛争になり得る内容を含んでいるとの指摘を受けた。査読者から勤務先の産科医に直接連絡があり、勤務先の産科医がさらに初診医療機関に問い合わせた結果、精査を怠ったのではなく、患者コンプライアンスが悪く精査不能であった旨が判明した。最終的に、文面を以下のように変更し、採択された。

〈主な変更点〉　　　　　※取り消し線は変更箇所を指す。ページ数は元文献を参照。

【2ページ10〜11行目】

　10週時の風疹HI抗体価256倍を認めたものの、患者コンプライアンスが悪く精査不能であったが精査されていなかった。

【4ページ28〜31行目】

　医療機関を受診しておらず、妊娠10週5日に前々医で風疹HI抗体価：256倍であったため、再検および精査を予定していたにもかかわらず、患者が長期間受診せず、また電話連絡にも応答せず精査が不可能な状態であったあったが、精査されないままに当院紹介となっていた。

【5ページ6〜8行目】

　本症例の妊娠管理中の問題点としては、①風疹抗体陰性にもか

かわらず前回、前々回出産後に風疹ワクチン接種がなされていなかったこと、~~②本妊娠時の初診医において風疹HI抗体価：256倍の精査がなされていなかったこと~~が

【5ページ11行目】

ガイドラインの遵守が望ましい~~を徹底すべきであろう~~。

【5ページ17〜24行目】

感染診断を行うことに関しては再検討の余地があるとの指摘もある）。本症例においては、患者コンプライアンスの問題からガイドラインに則った感染診断検査を行うことが不可能であった。妊婦・妊娠可能年齢の女性に対してCRSに関する情報提供・注意喚起を積極的に行うことがコンプライアンス改善のための一助となる可能性があると考える。しかし、~~本症例を通じて、特に風疹流行期においては、詳細な病歴聴取と診察に加えて、HI抗体価256倍以上の症例に対しては、例え予防接種歴があったとしてもガイドラインに則った感染診断検査を行うことが必要であると思われた。~~

あとがき

　個人的に前医を非難するつもりは全くありませんでしたが、人によって受け取り方が大きく異なるものであるということを改めて学びました。また、日本の学会誌に投稿する際は、そのようなクローズドのコミュニティに所属しているということを認識すべきだと感じた1例でしたが、結果的に痛いところを突かれずに済んだのはむしろ不幸中の幸いであったと考えています。

当初英文誌への投稿を企図していたが、勉強するに従って論旨への自信が揺らいでいった症例

藤岡一路ほか. 特発性肺ヘモジデローシスを合併した新生児期発症血球貪食性リンパ組織球症の1例. 日本未熟児新生児学会雑誌. 22（1）, 2010, 97-103.

要約　　血球貪食性リンパ組織球症（hemophagocytic lymphohistiocytosis：HLH）と特発性肺ヘモジデローシス（idiopathic pulmonary hemosiderosis：IPH）は、ともにマクロファージの活性化がその病態の発症に関与している。症例は、在胎37週4日、出生体重2,758gの男児。日齢15に肺出血にて発症。血液検査にて、低フィブリノゲン血症を含む凝固能異常、フェリチンの著増を認め、その後、発熱、血小板減少が出現し、NK細胞活性の欠損、骨髄での血球貪食像を確認し、HLHと診断した。集中治療により凝固能異常が改善した後も、他部位に出血症状がないにもかかわらず肺出血を繰り返した。そこで、気管分泌液を解析したところ、ベルリン青染色陽性の組織球を確認し、IPHと診断した。本症例はHLHとIPHの合併を確認した初めての報告である。

解説

　筆者が初めて経験した新生児HLHの1例。HLHは、サイトカイン・ストームに伴うマクロファージの活性化に起因して、単核球・貪食細胞系の細胞増殖をきたす組織球症性疾患である。本症例では、治療に反応し、一旦凝固能が改善した後も、複数回の肺出血の再燃を認

め、最終的に肺出血を主症状とする肺のマクロファージ活性化疾患である IPH の合併と診断した。

　典型的な新生児 HLH の病像に加えて、遷延する肺出血の原因として、文献検索の結果、IPH の可能性に思い当たり、病理部に依頼し気管分泌液の細胞診を施行してもらい、ベルリン青染色陽性のヘモジデリンを有する組織球を確認することができた。鑑別から診断に至る道筋は完璧であり、当初はマクロファージ活性化が発症に関与する 2 疾患の合併を世界で初めて示した症例と考え、後述するメジャージャーナルへの投稿も考慮していた。

　しかし、死亡退院にあたって剖検の同意を得ることがかなわず、肺組織における病理所見の証明ができなかった。一方で、IPH の診断基準は、血痰、胸部 X 線異常、鉄欠乏性貧血の三主徴に加え、胃液または喀痰のヘモジデリン貪食細胞の検出であり、診断基準の観点からはデータ収集は十分であった。ところで、IPH は年間 100 万人に 1 人の割合で発症する希少疾患である割に、三主徴は重症新生児においては比較的コモンな症状であり、気管分泌液のヘモジデリン貪食細胞の証明のみが本症例の特異的所見であるように思われた。

　論文化を検討するにあたり、診断してくれた病理部の技師さんにヘモジデリン貪食細胞の特異性について再度問い合わせをしたところ、「繰り返し肺出血を起こしているようなケースでは認めることもあり得る」との回答であった。そのため、HLH に伴う凝固異常により肺出血を繰り返した場合も、二次的に本所見が出現し得るのではないかという疑念が思い浮かんだ。また、HLH の病態そのものが増殖した組織球が自己の血球を貪食する状態であることから、ヘモジデリンを貪食した組織球が血中に出現することもあり得るように思われ、それが肺出血の過程で気管内に分泌された場合は同様の細胞診所見となる

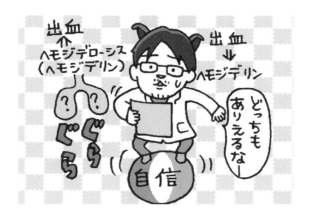

ようにも思われた。

　以上、HLH と IPH どちらの診断基準も満たしているため 2 疾患の共存と主張できなくもないが、単に HLH に伴う肺出血であっても IPH の診断基準も満たしてしまうのではないか（診断の不確かさ）という指摘に反証できないと判断し、英文誌への投稿は諦めた。

その後

　前述の 2 疾患の共存なのか、1 疾患の経過中に別の疾患の診断基準を満たしたのかという点に関して、漠然と「あーでもない、こーでもない」というような考察を書いて教授に見ていただいたところ、「面白くない」と一刀両断された。最終的に、「本症例は HLH と IPH の合併を確認した初めての報告である」という論旨で投稿することになった。

　やや確信犯的に新規性を主張する形になったが、想定していたよりはあっさりと採択されたように思う。本症例からの最大の学びは、自らの論文の弱点を敢えて声高に主張する必要はないということである。

　自分が査読者として対応した場合であっても、多少意地悪に「IPH の診断基準を満たしたのは HLH に起因する肺出血のせいではないですか」とコメントする可能性はありますが、和文誌の場合は、考察のリミテーションとして記載してくれればアクセプトするように思います。頭でっかちにいろいろ考えすぎるのもよくないのでしょう。

　なお後述（p.170）しますが、英語論文にと思って書き始めていた Case Report 部分は英語抄録としてそのまま転用することができたため、労力のロスは最小限で済みました。個人的にも未だに両疾患の併発だったのか、続発性に診断基準を満たしただけなのか釈然としない症例であり、剖検が施行できていればより論旨が明快となり、間違いなく英文誌に投稿していた症例だと考えています。

初学者の"思い入れバイアス"のため報告することになったが、これといったテイクホーム・メッセージのない症例報告

藤岡一路ほか. 特発性乳び胸, 肝結節性病変, 片側性多嚢胞性異形成腎を伴った重症胎児水腫の1例.
日本周産期・新生児医学会雑誌. 45 (3), 2009, 888-94.

要約　症例は、高度の胎児水腫のために緊急帝王切開分娩となった在胎27週6日、出生体重2,364gの女児。高度の全身浮腫、乳び胸による重篤な呼吸循環不全を認め、人工換気、胸腔ドレナージ、一酸化窒素吸入療法を含めた集学的治療を行ったが、循環不全から離脱できず日齢20で死亡した。病理解剖所見で、肝結節性病変と片側性多嚢胞性異形成腎が認められた。本症例に認められた種々の異常を示す疾患・症候群はこれまでに報告がなく、新規の症候群である可能性がある。

解説

　筆者が大学院生時代に経験した重症胎児水腫の剖検例。個人的には本症例以降自らの手で挿管不能であった症例は経験がなく、当時手術室で鮮やかに挿管に成功した上司のY講師への尊敬の念とともに、極めて鮮明に記憶に残っている症例である。

　胎児水腫とは、胎児全身浮腫と腔水症を主徴とする疾患群の総称であり、近年ではほとんどが血液型不適合妊娠によらない非免疫性のものとなっている。本症例では、精査の結果、免疫性胎児水腫、心血管

系疾患、染色体異常、感染、呼吸器疾患、多発奇形症候群、消化管奇形、血液疾患、内分泌疾患が否定され、主要な胎児水腫の原因はすべて否定的であった。超重症例で治療に難渋したこともあり、何とかして原因を解明したいと考えていたところ、上司のM助教が家族から剖検の同意を取得してくれ、病理解剖を施行できた。結果として、想定していたリンパ管形成不全は否定されたが、乳び胸に加えて、肝結節性病変、片側性多嚢胞性異形成腎を伴っていることが判明した。

労力を回収するために工夫した点： メッセージがなかった

　治療に難渋した思い入れの深い症例であり、剖検まで施行したため論文化は既定路線であった。当初は、乳び胸に加えて、肝結節性病変、片側性多嚢胞性異形成腎を伴った何らかの症候群なのではないかと考え、文献検索などを行ったが、完全に合致するものを見つけられなかった。また、肝病変・腎病変ともにそれ単独では病像を呈するとは思えない比較的軽症の所見であり、これらが胎児水腫の発症に何らかの影響を及ぼした可能性も考えにくかった。

　以上より結論として、「本症例の胎児水腫の原因を完全に明らかにすることはできなかった」ということになってしまった。また、査読者に促されるがままに「新たな症候群の可能性を提唱する」論旨になってしまったが、そもそもこれらの症候の合併が遺伝子異常などの共通の異常によって生じたものなのか、偶発合併症であるのかについては、結論することができなかった。これといったテイクホーム・メッセージを発せなかった典型的没ネタであったと考える（有益性の欠如）。

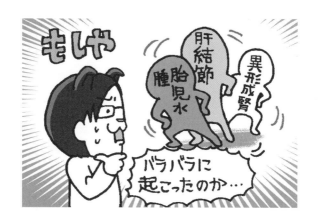

　いわゆるマニュアル本にも書かれている絶対的な真理として、筆者の主観的な症例に対する思い入れというものは、症例報告としての価値にほとんど寄与しないという点があります。本症例は筆者にとって、「思い当たる限りで挿管不能であった最後の症例」であることに加えて、濃厚な集中治療を行ったこと、剖検の結果として思いがけず合併奇形を発見したことなどが相まって、凄い症例であるかのように感じたのだと思います。

　今現在、査読者の立場で本症例を提示されたとすると、「単なる非免疫性胎児水腫の非救命例である」と断じてしまいそうであり、若者の"思い入れバイアス"を制御することの重要性を改めて実感したケースです。

資格維持のために普通の症例を
無理やり論文発表したケース

藤岡一路ほか. 第 3 次周産期医療センターで対応したドバイからの帰国超早産児の 1 例. 日本渡航医学会誌. 7（1）, 2014, 40-2.

要約　症例は生後 3ヵ月の男児で、旅行先のドバイにて在胎 26 週 5 日、970g で出生した。出生後は NICU に入院し、集中治療終了後に帰国、未熟児網膜症（retinopathy of prematurity：ROP）に対するアバスチン® 治療後のフォロー、出血後水頭症などの評価目的で当科入院となった。ROP のフォロー、未熟児貧血に対する鉄剤、出血後水頭症・新生児痙攣に対するフェノバルビタール、未熟児くる病に対するアルファカルシドールの服薬指導を行った。入院 6 日目に左鼠径部ヘルニアの合併が発覚し、徒手整復を行った。入院中は両親へ病状説明を計 7 回行い、患児の全身状態が良好であることに加え、合併疾患を有する超早産児の病態に関して両親が十分理解したうえで、入院 16 日に自宅退院した。

解説

　後方視的研究に関する稿（p.84〜90 参照）でも触れるが、大学院生時代に外勤先の病院で小児の渡航外来を担当していた経緯から、日本渡航医学会の認定医療職（認定医のようなもの？）を取得した。大学院卒業後、新生児集中治療に専従するようになると学会参加の機会

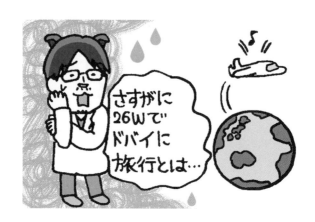

もなくなり、当該資格の更新要件を満たすためには学会誌への論文投稿が必須の状態であった。そんな折、渡航斡旋会社よりドバイからの帰国超早産児である本症例が紹介となり、何とか症例報告できないかと考えた。

　本症例は、未熟児網膜症、脳室内出血後水頭症の合併症を有していたが、超早産児としては通常の合併症であり、何ら報告に値するものではなかった。また、陰嚢水腫を経過観察していたところ、入院6日目に嵌頓を契機に鼠径ヘルニアの合併が発覚し、徒手整復を行った。また入院時培養から、多剤耐性であるESBL陽性の肺炎桿菌が検出された。しかしながら、鼠径ヘルニアの発覚、多剤耐性菌保菌ともに、新生児学の観点からは報告に値する知見では到底なかった（有益性の欠如）。

労力を回収するために工夫した点：新生児学と渡航医学を結びつける

　渡航医学の分野においては、超早産児の話題自体が希少であろうと考えて、上記の合併症を以下の理屈で結びつけた。まず鼠径ヘルニア

の発覚の遅れに関しては、紹介状の記載が「left encysted hydrocele, right retractile testis」のみであったことから、前医の記録を追認し、身体診察が疎かになったためとして、国際紹介のため国内紹介のような医師同士の直接的なコミュニケーションがとれなかったことが原因と結論した（ただし、どのような場合であっても丁寧な身体診察を行うことは診療の基本であり、診断の遅れを外国からの紹介によるコミュニケーション不足のせいにするような下級医がいれば、私自身今なら正直呆れ返ると思う）。また、耐性菌についてもドバイの NICU では適切な抗生物質を使用できていなかった可能性を考察したが、これも失礼な話だと今は思う。

あとがき

　結果的には無事に学会誌に採択いただき、認定医療職を維持することができました。今や完全にそっちの世界からは離れてしまいましたが、当時はそれなりに渡航医学を真面目に勉強していたようで、振り返るとメディカ出版の「INFECTION CONTROL」という雑誌からトラベルワクチンの原稿[1]を依頼されて書いたりしていました（未だにどのような経緯で依頼されたのかよくわかりませんが……、とてもうれしかったのを記憶しています）。しかしながら、結局、最近になって本資格を失効させてしまいました……。でも、コンサルトを受けてもよくわからないのに認定され続けているほうが気持ち悪いので、これでよかったのではないかと考えています。

1）藤岡一路.【いつでも遭遇しうる! 輸入感染症・性感染症への対策 UP DATE】トラベルワクチンの考え方と接種状況. INFECTION CONTROL. 21 (8), 2012, 840-3.

筆者が初めて経験した血小板減少症の新生児への対応に大わらわした際の経験をまとめた1例

藤岡一路ほか. 同種免疫性血小板減少症の1例. 小児科臨床. 62 (7), 2009, 1661-5.

要約　母体にHPA-4b抗体+HLA class 1抗体を認めた新生児同種免疫性血小板減少症 (neonatal alloimmune thrombocytopenia：NAIT) の1例を経験した。本症例では、血小板輸血、血液製剤の使用ともに行わず、経過観察のみで血小板数の回復を得ることができた。しかし、血小板数が3万/μLを下回ると出血のリスクが増大し、実際に脳内出血をきたした報告も散見される。生直後のNAITへの対処、主にランダムドナーからの血小板輸血の適否についても考察したので報告する。

解説

　NAITは母親由来の抗血小板同種抗体が児に移行して発症する、比較的頻度の高い新生児の血液疾患である。初回採血で、9,000という主治医として初めて目の当たりにする血小板著明低値に対して、脊髄反射的に血小板輸血をオーダーしようとしていた。しかし、NAITの文献を読んでみると血小板抗原適合血小板の輸血が第一選択と書かれており、ランダムドナーからの血小板輸注は適合しない場合、むしろ血小板減少をきたすため不適当であるとのコメントを認めた。

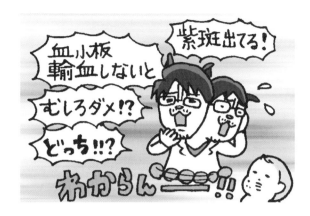

　当時、専攻医の筆者は医療介入により病状を悪化させるリスクを考え、輸血の決断ができなかった。経過観察した結果、翌日には自然に血小板数は増加し輸血不要となったが、どうすべきだったかについていろいろ調べて、院内クリニカルカンファレンスで発表した。最終的に、ランダムドナーからの輸血を行うべきだったという結論に至ったが、勉強したので論文化したいと考えた。

　本症例の問題点は、NAIT に関する症例報告は多数あること、また抗血小板抗体の種類も珍しいものではなかったこと（新規性の欠如）に加えて、治療方針が結果的には誤っており、ランダムドナーからの輸血を行うべき症例に輸血を施行しなかったことが問題であった（臨床管理上の不備）。

　以上より、査読に反証できないと自ら考え、研究会での発表後、上司からの学会誌への投稿の勧めをやんわり断り、商業誌への投稿を決断、無事採択に至る。

労力を回収するために工夫した点：論文の意義付け

　単なる NAIT の 1 例であれば何の面白みもなく、また血小板 9,000

の際に輸血をしなかったことも過失であったが、研究会での発表時に上級医から「血小板 9,000 を放っておくことがないので、自然に血小板が回復する経過を初めて見た」とコメントされた。そこから、むしろ重症 NAIT における無介入の場合の血小板数の自然経過を提示することに意味があるのではと考えた。

　また、自分が悩んだ点について各国の NAIT における一致血小板が入手不能な場合の対応とともにまとめた。表のような形にして、ある程度議論の余地がある状態であることを確認したうえで、やはり輸血すべきと結んだ。結果として、論文レビューのような形にできており、一定のメッセージを打ち出すことができた。

あとがき

　本症例を経験した当時、出血以外の原因でこれほどの血小板減少に至るという事実に興奮し、「NAIT すごいな」と思い、上司や同僚といろいろ議論・相談しました。その過程で、最初は「NAIT（エヌエーアイティー）」と読んでいたのですが、ふと NAIT は KNIGHT（騎士）にかけて「ナイト」と呼ぶのではないかと急に思い至り、公に「NAIT（ナイト）」と呼ぶようになりました。

　ただ、大学院に帰学後、同僚から「英語読みやから NAIT（ネイト）やろ」と指摘され、グウの音も出ず「ネイト」派に転向しました。後日、「ネイト」読みで発表した際に、前任地の上司に「ナイト、ナイト言うてたのにやめたんか？」と聞かれ、すごく恥ずかしかったことをよく覚えています。皆さんも、英語の略語の発音には気をつけましょう……。

あのとき必要な検査をしておけば……と強く後悔した症例

Fujioka K, et al. Intraventricular hemorrhage due to coagulopathy after vitamin K administration in a preterm infant with maternal Crohn disease. Jpn Clin Med. 8, 2017:1179670717746333.

要約　在胎 26 週 6 日、出生体重 666g の女児。母体は妊娠中もクローン病で治療中であった。緊急帝切で出生後、FFP、ビタミン K 投与を含む管理を行い、合併症なく急性期を脱した。しかし、日齢 8 に気管内出血、右側 IVH2 度を発症した。その際、APTT > 180 秒、PT 40.9%、Fib 95 mg/dL と著明な凝固障害を認めた。クローン病合併母体児では、急性期離脱後も母体低栄養に起因する凝固障害に留意が必要である。

解説

　在胎 26 週 6 日に低置胎盤からの出血のため、緊急帝王切開にて出生した児。出生時の血液検査では凝固異常を認めていたものの、定型的に凝固因子製剤、ビタミン K 投与を行い、日齢 2 に凝固異常の改善を確認し、呼吸循環動態も集中治療により徐々に安定した。しかし、日齢 8 に突然、脳室内出血を伴う肺出血を発症し、その際の凝固検査で著明な PT/APTT の異常を認めた。再度、凝固因子製剤、ビタミン K 投与を繰り返し、凝固障害は徐々に改善した。

　過去に経験のない経過（凝固異常の改善を一旦確認した後の再増悪）

47

の出血症例であったため、再度病歴などを慎重に見直したところ、「胎児仮死のため緊急帝王切開で出生後、水頭症をきたした」と情報提供されていた前児（同胞）が、「在胎中に母体のクローン病が増悪し、出生時に著明な頭蓋内出血と貧血を認めた 1 例」[1] として学会発表されていたことがわかった。その報告によると、出生時の頭部エコーで、著明な脳室内出血（3 度）、くも膜下出血、硬膜下出血を認めており、水頭症の原因が本児同様に脳室内出血であることがわかった。また、前児の頭蓋内出血の原因として、Crohn 病に起因する母体低栄養に起因した凝固障害の関与も否定できないと考察されていた。

　以上より、本児においても Crohn 病に起因するビタミン K 欠乏などが凝固異常の原因になった可能性を考察した。また、仮に前児の経過を把握していた場合は私自身、本児に対してより慎重な凝固能のフォローを行っていた可能性があり、Crohn 病母体児における凝固異常の啓発は重要であると考えた。

没ネタポイント：急性期に PIVKA-IIを 測定していなかったこと

　Crohn 病母体では腸管においてビタミン K を含む栄養素の吸収が不良であり、胎児への移行も不十分となり、凝固異常をきたし得るというストーリーはすぐに完成した。しかし、本症例の最大の問題点は、急性期にビタミン K 欠乏の証拠となる PIVKA-II（protein induced by vitamin K absence or antagonist-II）を測定しておらず、ビタミン K 欠乏状態に起因する凝固異常であることを証明できなかった（臨床管理上の不備）。本症例を管理中にその可能性に思い至り、日齢 14 に施行した PIVKA-II 検査では、既に複数回のビタミン K 製剤投与がなされていたこともあり異常を認めなかった。

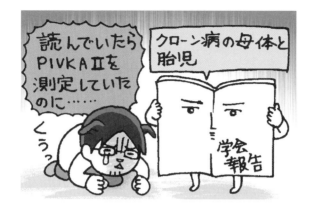

　そもそも論文化は厳しいと考えていたが、大学病院に教官として帰任後、大学院生の地方会発表テーマを探していた際に10年ほど前に自身が経験した本症例を思い出し、発表させることにした。その後、詰めが甘いと思いながらも、時間に余裕があったため何となく英語論文化したところ、教授に high impact factor journal への投稿を促され、投稿を重ねるも、3回のリジェクトに至る。最終的に投稿依頼が偶然届いた大手出版社 SAGE の発行するプレデタージャーナルのような名称の「Japanese Clinical Medicine」に投稿し、採択される。急性期に PIVKA-Ⅱ を測定し、ビタミンK欠乏による凝固異常であることを証明できてさえいれば結構いい線まで行ったのではないかと未だに思っている、残念な没ネタである。

あとがき

　本件以降、Crohn 病などの炎症性腸疾患母体児が入院した場合は PIVKA-Ⅱを含めた凝固検査を必ず行おうと考えていたところ、炎症性腸疾患ではないが、Hirschsprung 病類縁疾患に伴う全結腸切除術後の短腸症候群母体より出生した新生児の入院症例を経験しました。

　基礎疾患に基づく母親の低栄養という観点からは先の Crohn 病と同様と考え、担当医に入院時に PIVKA-Ⅱを含む凝固検査を施行してもらうよう依頼しておきました。その結果、出血症状は認めないものの、出生時より著明な凝固異常（APTT ＞ 180 秒、PT-INR 5.4）および PIVKA-Ⅱ高値（35,868 mAU/mL）が同定されました。出生後 24 時間までの間に複数回のビタミン K 投与および凝固因子製剤の補充を行い、出血症状をきたすことなく管理することができました。

　腸管吸収不良の母体から出生した新生児ビタミン K 欠乏症の無症候例として症例報告[2]し、極めてスムーズに採択されました。我ながら、没ネタからの学びが大きかったケースであると考えています。

1)　丹羽 明. 在胎中に母体のクローン病が増悪し、出生時に著明な頭蓋内出血と貧血を認めた 1 例（会議録 / 症例報告）. 日本未熟児新生児学会雑誌. 15（3）, 2003, 552.

2)　Ashina M, Fujioka K, et al. Neonatal vitamin K deficiency in the son of a mother with short bowel syndrome. Pediatr Int. 60（10）, 2018, 991-2.

「顔面と脳所見の不一致が興味深い」にもかかわらず、顔写真がないケース

藤岡一路ほか. 無分葉型全前脳胞症の1例. 加古川市民病院誌. 8, 2008, 1-4.

要約　全前脳胞症は前脳の分割不全により生じ、alobar、semilobar、lobar の3型に分類されるが、通常脳奇形の重症度に一致した顔面正中部の低形成を伴う。我々は、染色体異常 46, XX, t（4;5）（p15.2;p15.1）を伴った alobar 型の1例を経験した。症例は在胎 37週3日、3,032g、AS 8/9 の院外出生児であり、眼間狭小、先天性水頭症にて当院紹介となった。精査の結果、最重症の無分葉型全前脳胞症の診断となったが、顔面正中奇形は軽度であり、顔面と脳所見の不一致が興味深いと思われた。

解説

　初めて全前脳胞症（holoprosencephaly：HPE）の患者を担当し、検査の結果、過去に報告のない染色体転座 46, XX, t（4;5）（p15.2;p15.1）を伴っていることを同定した。しかし、本児の染色体結果のみでは HPE 発症との因果関係の証明は不可能であった。一方、仮に HPE を有さない親が均衡型転座保因者であり、本染色体異常が親からの由来であることを証明できれば、本染色体異常に病因としての意義があるということがわかった。

そこで、両親が均衡型転座保因者である可能性を説明し、染色体検査の実施を提案したが了承を得ることはできなかった。ただし、予後不良疾患であったため、片親からの染色体異常の遺伝の可能性につき知りたくないという両親のお気持ちもよく理解できたため、それ以上の提案はしなかった。

労力を回収するために工夫した点：通常の HPE との相違点を探して

　前述の経緯で、「過去に報告のない染色体異常を伴った HPE」として報告するには、両親の染色体検査が欠けているため（臨床管理上の不備）考察が難しく、論文化は困難であると考えた。

　一方、HPE について調べる過程で、「HPE は前脳が左右の大脳半球に分離する過程の障害であり、この過程は中胚葉の正中・吻側部が顔面正中部に分化する過程と相互に影響を及ぼしながら進行するため、通常、顔面正中部の低形成を伴う」ことを学んだ。また、成書には「顔面奇形が高度なものほど脳奇形は重症である」[1]と記されていたが、本症例は最重症の alobar 型の HPE である割に象鼻・口唇裂を認めなかったため、顔面と脳所見の不一致に絞って考察することにした。

　ここで再度問題となったのが、本児の顔写真の発表への使用の同意を取得できていなかった点である（手続き上の不備）。当時は今と比較して発表・出版のルールが緩く、両眼を黒塗りするなどして個人を特定できない形で報告していることもあったが、本症例においては顔面正中部とりわけ眼窩間距離が重要であったため完全な顔写真が必要であった。同時に、当時の私には思いがけず予後不良児の親となってしまった両親に対して、児の顔写真の使用許可をお願いするほどの科学的な覚悟はなかった。地方会で発表することになったため、スライ

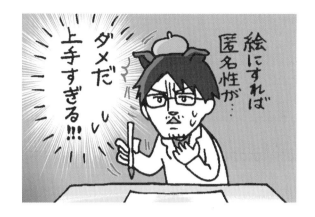

ド発表では顔写真を手書きでトレースして絵として表現することで何とか乗り切った。我ながら凄いアイデアだなと思ったが、絵であろうと本児の匿名性が保てる確証が得られなかったため、最終的に顔写真なしで顔貌異常について考察するという全く意味のわからない論文が完成した。

　幸いなことに、2年目専攻医が年に1回投稿することになっていた病院誌投稿のタイミングであったため、迷わず本誌に投稿し、査読なしに採択された。

あとがき

　専攻医時代、前述のように本症例発表のためにスライドを作成し、顔写真も含めた症例提示を上司に確認していただきました。即答で「親の同意とってないのに顔写真使ったらあかんやろ」と却下されたため、黒目線を入れるなどいろいろ試してみましたが、どうやっても顔写真なしには論旨が成立しませんでした。

　苦肉の策として、写真をトレースした自筆イラストを採用することにしましたが、これが思いの外完成度が高く、「俺、もしかしてイラスト

が得意なんじゃないか」と思い至りました。結果的に、本稿における
多数のイラストの元絵（ポンチ絵）作成の原点になったともいえます
（イラストレーターさんの仕上げが素晴らしいのですが、自ら描いて伝
えてみるという姿勢が育まれたのかも……）。

1）DEMYER W, et al. THE FACE PREDICTS THE BRAIN: DIAGNOSTIC
SIGNIFICANCE OF MEDIAN FACIAL ANOMALIES FOR HOLOPROSENCEPHALY
（ARHINENCEPHALY）. Pediatrics. 34, 1964, 256-63.

薬剤適応外使用の奏効例で
症例報告の難しさを痛感したケース

Ikuta T, Fujioka K, et al. A case of congenital complete atrioventricular block treated with transdermal tulobuterol. Kobe Journal of Medical Sciences. 63 (4), 2017, E109-12.

要約　先天性完全房室ブロック（congenital complete atrioventricular block：CCAVB）では、房室伝導が完全に阻害されるため、多くは恒久的ペースメーカーの適応となる。一方、急性期の心拍コントロールに関する薬物療法のエビデンスは乏しい。今回、我々は抗 SS-A/Ro 抗体陽性母体より出生し、ドブタミン投与単独では心拍（> 55 bpm）維持が困難であった CCAVB 児に対し、ツロブテロール貼付薬を使用し、心拍数の増加が得られた症例を経験したため報告する。

解説

　抗 SS-A 抗体陽性母体児では、経胎盤的な抗体移行により、CCAVB が生じる可能性があることはよく知られている。今回、末梢循環不全を伴い、ドブタミン単独では心拍の維持が困難であった CCAVB 症例に対して、両親の承諾のもと、選択的交感神経 β_2 アドレナリン受容体刺激薬であるツロブテロール貼付薬を、副作用としての心拍数上昇効果を期待して使用し、徐脈の改善を得ることができた。当院では新生児のペースメーカー留置術が不可能であること、また徐

脈性不整脈に対する適応を有する非選択的βアドレナリン受容体作動薬であるイソプレナリン内服薬の採用がなかったことなどから、気管支拡張薬として小児科領域における使用経験が豊富な本薬を使用し、奏効した。

労力を回収するために工夫した点：適応外使用に対する倫理審査の欠如の言い訳

臨床的には極めてスマートな管理ができ、報告の価値があると考えたが、手術不可能なことや効能薬の院内採用がないことは、当院固有の問題であり、CCAVB の徐脈治療につき一般化できる話題とはいえなかった。そこで、救命目的の緊急使用である旨の説明、およびツロブテロール貼付薬の薬理作用や安全性について考察し、英文誌に投稿した。1回目の投稿先で reject、2回目は自施設の英文誌に投稿し revision となったが、2人の査読者からともに「薬剤の適応外使用については倫理審査委員会の承認を得たうえで論文中に記載せよ」との指摘を受ける。

当院の倫理委員会事務局に、事情を説明し審査を申請するも、「（何らかの疾患に対する保険適用が国内で承認されている）承認薬の適応外使用に関する後方視的審査は行っていない」との返答であり、倫理審査を受けることが事実上不可能な状況であった（手続き上の不備）。袋小路にハマったような状態になったが、自施設の雑誌であり、学内事情を説明すれば理解してもらえるかもしれないという一縷の望みを託し、

「本薬剤の使用は救命目的の緊急使用であり、適時の IRB 申請が不可能な状況でした。治療後、事務局に対応を確認いたしまし

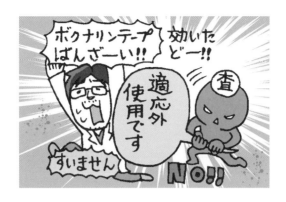

たが、『承認薬の適応外使用に関する後方視的審査は行っていない』との返答で、本件の承認を得るのが困難な状況です。一方、新生児医療の現場においては、必要不可欠な薬剤においても適応外使用となる割合が79%に上り、『新生児医療において使用される薬剤は適応外使用の方が一般的である』との記載もあり（河田興ほか．新生児適応外医薬品の用法・用量の確立に関する研究使用実態についての調査結果. 臨床薬理. 35（1），2004，141S.）、今後解決すべき課題と捉えております。本文に追記いたしましたが、今後倫理審査を受けたうえで、*prospective study* を行い本治療の安全性・有効性を確認する必要があると考えており、本症例は当該計画のための貴重な資料となり得ると考えております」

との rebuttal letter を作成し、再投稿した。すると、事務局より「適応外使用の薬剤に関する論文について、今回は掲載させていただくことが決まりましたが、次回からは倫理委員会の承認が必要となりますので、ご了承くださいますよう、お願いいたします」との一文が添えられて、アクセプトの連絡が届いた。

57

　　自施設ゆえのお目溢しであったと考えており、今後同様のケース（薬
剤適応外使用によりうまく管理できた症例の報告）は、論文化を目
指すのはやめておこうと思います。

　　なお、自施設の英文誌の編集担当をされている秘書のKさんとは、
10 年近くにわたり他の論文も含め前述のような込み入ったメールのや
り取りを重ねて来たため、もはや他人という感じがしない状態でした
が、お会いする機会もなく顔もわからないままでした。

　　そんな折、院内の新型コロナウイルスワクチン接種に駆り出されて
職員への接種を行っていた際に、「藤岡先生ですか！？ いつもお世話
になっております、Kです」と突然自己紹介いただき、はからずも初
対面を果たすことができました。こちらもびっくりして、「えー！K様
ですか（論文投稿時の癖が抜けず「様」付けで呼称してしまった）、
いつも本当にお世話になっております！！」と甲高い声で挨拶してしま
いました。とてもほっこりした気分になり、出務してよかったなと心か
ら思いました。

筆者が大学院生時代に経験した症例を、指導者として大学病院の研修医に発表させた1例

市川 裕, 藤岡一路ほか. 出生後初回の採血で著明な高K血症を呈した尿路奇形を伴わない続発性偽性低アルドステロン症の1新生児例. 小児科臨床. 72（8）, 2019, 1030-4.

要約　在胎36週3日、出生体重2,464gで出生し、早産、低出生体重のため入院となった男児。入院後初回の血液検査で、高K血症（7.4mEq/L）を認めた。動脈ライン採血を含む複数回の再検でも高K血症を認めたため、グルコース・インスリン療法を行い、高K血症は速やかに軽快した。精査のため提出した血中アルドステロン濃度3,680pg/mL、レニン活性 > 20 ng/mL/hrと上昇を認めたことより、続発性偽性低アルドステロン症と診断した。退院後の検査で、ミネラルコルチコイド受容体遺伝子に変異は認めなかった。本症例のように尿路奇形の合併を認めない場合でも、出生直後の高K血症の原因として続発性偽性低アルドステロン症を念頭に置く必要がある。

解説

　新生児偽性低アルドステロン症は、我々が新生児期の一過性低Na高K血症の原因疾患として目下提唱している疾患概念であり、日本新生児成育医学会の稀有疾患サーベイランスにも登録されている現在の神戸大学新生児グループの主要研究テーマである。本症例は、筆者

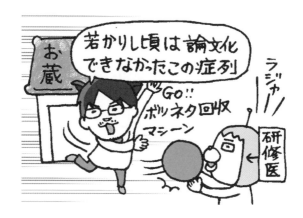

が神戸大学大学院生のときに経験し、実は未診断の本疾患が想像以上に多く存在するのではないかという着想の原点となった症例であった。しかし、当時学会発表の機会を得ることはできたものの、論文化までの揚力を得ることができずお蔵入りとなっていた。

　主な理由として、続発性か原発性かを鑑別するためには新生児偽性低アルドステロン症（peudohypoaldosteronism：PHA）の原因遺伝子に変異がないことの確認が必要であったが、本症例の遺伝子解析は小児科の腎グループに施行してもらったため、オーサーシップの複雑さの観点（誰が筆頭著者になるのか……）からも新生児グループの一大学院生にすぎなかった筆者は積極的に上司に論文化を主張する気になれなかった（共著者の承諾の不備）。

労力を回収するために工夫した点

　2018 年に筆者が新生児グループのチーフに就任後、腎グループへの加入を将来予定している研修医が NICU をローテートしてくる機会があった。また、彼が一般病棟勤務時代にクリニカルカンファレンスで発表を行った症例が偽性低アルドステロン症のケースであったこと

もあり、腎の上司に対して共著者としての論文化をお願いする絶好の
タイミングであった。幸いモチベーションの高い研修医であったため、
筆者の過去の発表スライドを渡して症例報告を作成させた。

あとがき

　当該研修医は、全く本症例の管理を行っていませんでしたが（そも
そも当時は浪人生でしたが……）、論文ドラフトの作成・文献的考察
を含め、知的貢献が大きく筆頭著者として適当であったと考えていま
す。共著者は、研修医（現在、新生児グループのローテ中。将来、
腎グループに加入予定）と新生児グループから2人、腎グループか
ら2人というバランスのよい構成となりました。

筆者が専攻医時代に経験した症例を、指導者として同施設勤務歴のあるスタッフに発表させた1例

西田浩輔, 藤岡一路ほか. 母体の尾骨突出を認めた新生児頭蓋骨陥没骨折の2例. 日本周産期・新生児医学会雑誌. 55 (3), 2019, 848-51.

要約　症例1は在胎38週4日に出生した3,632gの女児、症例2は在胎40週3日に出生した3,412gの女児で、両症例とも母体尾骨突出による遅延分娩のため吸引分娩で出生した。いずれも出生時に新生児頭蓋骨陥没骨折を認めたが、頭部CTにて明らかな頭蓋内病変は認めず、それぞれ日齢21、日齢1に頭蓋骨整復術が施行された。その結果、術後経過は良好で、神経学的後遺症を認めず、軽快退院となった。

解説

　筆者が小児科専攻医時代（2006〜2007年）に経験した新生児頭蓋骨陥没骨折の症例。4,000〜10,000出生に1人の比較的稀な症例のはずが、専攻医時代の2年間に正期産児1例と早産児1例を直接経験した。クリニカルカンファレンスで発表後、地方会で発表するに際して過去症例も検索したところもう1例正期産児の症例の記録が院内にあり、「生下時に頭蓋骨陥没骨折を認めた3例」として発表した[1]。希少性は高く、論文化の価値もあると考えたが、手術を施行してくれた脳外科の先生が同じ症例を研究会で発表しておられたため、

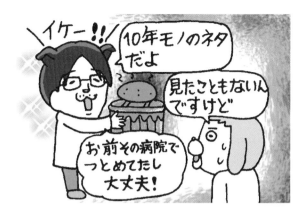

全３例のうち２例しか直接経験していない自分が論文化を主張するのも憚られた（共著者の承諾の不備）。

　そのまま前任地を離れ、大学院、留学を経て、再度大学で教官として勤務することになり、10年の歳月が経過した。大学のチーフに昇格した2018年に、前任地である現・加古川中央市民病院からN先生が教官として大学に戻り、一緒に国際学会にいくための演題を考えていたところ、当該の症例を思い出した。調べてみると、脳外科から論文化された形跡もなく、お蔵入りした状態と判断した。本人は本症例の経験は皆無であったが、自身の過去のクリニカルカンファレンスや発表スライドを与えて、学会発表スライドおよび論文原稿を作成させ、現在の加古川中央市民病院の責任者に許可を得て論文作成を行った。

労力を回収するために工夫した点：前任地の責任者の許諾

　現在の加古川中央市民病院の責任者は何のことかわからないという状態ではあったが、元部下の業績ということで論文化を快諾してくれ

た。また、査読への対応などで過去のカルテを見直す必要が生じたが、筆頭著者は直近に勤務していたため、直接病院に赴いて電子カルテからデータを抽出することもスムーズに行えた。筆者が直接本症例を論文化したいといきなり申し出た場合は、きっと円滑には行かなかったのではないかと考えている。

あとがき

　当初3例をまとめたと述べましたが、実は論文化した2例は経腟分娩例であり、報告も散見されており、それほど新規性はありませんでした。論文化していない1例は帝王切開児であり、その機序が明らかでなく報告もないため、新規性が高いと考えていました。そこで、前2例を日本語で、1例を英語で論文化しようと考え、本論文は和文商業誌へ投稿しようとしたところ、教授から業績にならないので英文誌に投稿するようにと指示されました。「厳しいのではないかな」と思いながらも、英語に作り直し投稿しましたが、やはり2回続けてリジェクトとなりました。最終的に「別の1例を英語で投稿しますので……、お願いします」というような論調で、本症例は和文学会誌に投稿することの許可を得て、採択されました。

　「とりあえず何でも論文化」というスタンスを理解してくれないような上司であればお蔵入りしていた可能性があり、理解のある上司でよかったと心から思いました。別の1例はきっと英語で論文化します！

1) 藤岡一路ほか. 生下時に頭蓋骨陥没骨折を認めた3例（会議録／症例報告）. 日本小児科学会雑誌. 112（1）, 2008, 73.

（3）自験例を通じた感想

没ネタの論文化は宝くじ!?

　本章では、症例報告の実例ということで思い入れのある没ネタ12例を列挙してみました。正直、改めて振り返っても下級医が論文化を提案してきたら止めるような症例ばかりだなと思いました。没ネタの没ネタたる所以は、採択までにもの凄い労力をかけた記憶があるにもかかわらず、結果的に現在は自分の履歴書（curriculum vitae：CV）の業績欄に記入されることがほとんどないものばかりであることです。逆に、CVにいつも登場させるインパクトファクターのついた雑誌に載ったような論文は、（没ネタではないため）多分これらのケースと比べると苦労の度合いが小さいため、正直あまり思い出せないのです。

　没ネタの論文化は若干宝くじのような中毒性があり、そもそも当たる（アクセプトされる）確率が低いのがわかっているにもかかわらず、それまでにつぎ込んだ資金（労力）を回収するために、より多くの資金（労力）をつぎ込んでしまい、ますます引き返せなくなる点が大きな問題です。

　前述の12例は、結果的に何らかの形にすることはできたので、最後に勝ったような形になっています。しかし、CVに反映されているケースが皆無であるということまで勘案すると、100万円つぎ込んで5万円の当たりを引いたというところではないかなと思います。症例報告は、後で述べる後方視的研究と比較しても、切り口を変えた

ら全く新しい研究になったというような大変身を期待しにくい論文様式だと思いますので、最初からしっかり見極めて、没ネタの論文執筆に着手しないことが何より大事だと思います。

　別稿（p.181）で詳述しますが、最近はオープンアクセス（open access：OA）誌の勃興により、症例報告であっても以前のように「Unfortunately, at present we are receiving far too many case reports for our available publication space」のような、（他の投稿論文と比較して相対的に重要性が低いという理由で）相対的不採択の割合がかなり減ったように思います。OA誌に限って言うと、紙面に限りがなく、論文の出版毎に論文掲載料（article processing charge：APC）を徴収するビジネスモデルであるということは、出版社側としても基本的には採択したいはずなのです。ということは、前述の症例たちのようなcriticalな問題点（診断上、手続き上）がなければ、基本的には前向きに検討してもらえると思ってよいと思います。ただし、査読者の意向に反して出版社が採択することはあり得ないので、やはり査読者に論旨の誤りを指摘されるような文脈の構成は避けるべきで、筆者自身が結論に自信が持てないタイプの没ネタは厳しいと思います。

没ネタ回避の
コツと実例集
～後方視的研究編～

Chapter 3

（1）後方視的研究における
　　没ネタ回避のコツ

どういう後方視的研究が論文になり得るか

　後方視的研究は、研究を開始する時点から過去にさかのぼってカルテ等で患者情報などを調べることで、臨床上の仮説を調べる方法とされています。一般に交絡因子の影響を排除できないため、それ単独で何らかの臨床上の仮説を完全に証明することは不可能ですが、起こったことを振り返って確認するだけであるため、研究の実施によって実臨床に何ら影響を及ぼさない（即ち研究対象の患者さんへの医療に何ら影響を及ぼさない）ことが最大のメリットです。そのため、診療上の発言力が乏しい下級医にも取り組みやすく、最もとっつきやすい臨床研究であると思われます。

充分な症例数

　後方視的研究においては、過去の同様の報告と比べて症例数が見劣りしないことが最も重要です。RCT であれば、必要な症例数を逆算したうえで開始されているはずなので、とりあえず目標の症例数を集めれば何らかの結論を見出すことが可能ですが、後方視的研究に関しては完全に既報（他者）との戦いになります。逆に言えばここが最も没ネタ化しやすい注意点で、どんなに面白い内容であってもより大規模な報告が既になされていると意義が霧散することになります（より大規模な既報の存在）。

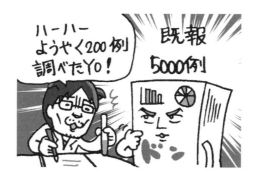

ハーハー
ようやく200例
調べたYO！

既報
5000例

　一方、どんなに少数例の検討であっても過去に同様の報告がなされ
ていなければ一定の価値を有することになります。そのため、日常臨
床においてぱっと疑問に浮かぶような課題のほとんどはまず過去に検
討・報告されていると考えるべきで、仮に報告が見当たらない場合は
文献検索がまずいのではないかと疑うべきです。逆に、日頃何の迷い
もなく行っていたような診療行為が、実は後方視的検討としてさえ報
告されたことがなく、少数例であっても報告に値するというようなこ
ともあり得るので、とにかく既報の検討を英語も日本語も会議録も含
めて入念に行うことが重要だと考えています。

明確な対象設定

　次に、症例報告と同様、対象の設定（診断・治療基準）にあやふや
な点がないかもとても重要です。症例報告と異なり、複数の症例を異
なる医師が診断・管理しているため、同一の対象を異なる基準で診
断・治療している場合は、その対象をひとまとめにすることには何の
意味もありません。新生児慢性肺疾患のように、治療介入（酸素投与
の有無）が診断（生後 28 日時点における酸素需要）に影響を及ぼす
ようなタイプの疾患概念では、治療介入の判断が組織で一貫していな

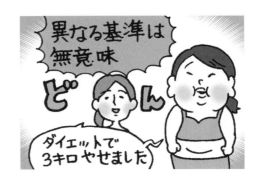

いことには対象の厳密性は担保できません（治療・診断基準のあいまいさ）。

　逆に、定期採血の結果などの客観的指標を基準とした診断基準は、客観性が高く後方視的研究の基準として有用であると思います。また、交絡因子の影響が大きすぎる場合などは、当該結果から何らかの結論を導き出すことが困難になりますし（本結果は、Aによるものかもしれないし、Bによるものかもしれないし、Cによるものかも……という具合に）、特定の偏った対象における事象というものは一般化するのが難しいこともあります。そのため、研究仮説を立てる段階でそのデザインでは証明できない仮説というのは立てない（当該データセットからどういう仮説であれば検証可能であるかを考える）ということも大事だと考えています（研究デザインの問題）。

手続き上の問題、共著者の許諾

　加えて、症例報告の場合と同様に、手続き上の問題がないか（手続き上の不備）、上司（共同研究者）の賛同を得られているか（共著者の許諾関連）という点が続きますが、後方視的研究を開始する段階（カルテからの患者情報の収集を始める段階）で、ある程度の手続き

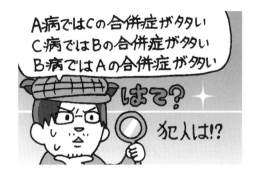

や上司の許諾を得ておくのが前提と思います。

　というのは、複数症例を取り扱う限りにおいて、自分以外の同僚が管理した症例が必ず含まれることになるため、自分以外の同僚がメインで管理した症例を自分の研究にエンロールする時点で、何らかのコンセンサスを得ておくのが臨床医としての礼儀だと考えるためです。論文の書き方に関するマニュアル本などによっては、「単に患者を診療したというだけで共著者に入れてくれと言ってくる人が多いが、それは研究に積極的に参加しているわけではないので間違いである」というような論旨の進め方をしていることも多くあります。確かに、それはその通りですが、研究を開始すること自体に関しては前もってある程度インフォームしておくほうがよいだろうと私は考えています。

後方視的研究は後出しジャンケン

　というのは、特に後方視的検討の場合、特定の医療従事者の（好んで使用していた薬剤や手技などの）治療方針が実はよくなかったのではないかというような結果がはっきり出てしまうことがあるためです。当事者になってしまった場合に、後からごちゃごちゃ文句を言われても困るという気持ちにならないとも限りません。もちろんよりよい医

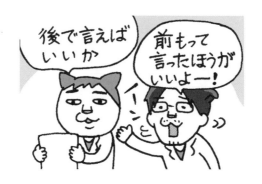

療を求めて研究を行うわけですが、結果的によくなかったかもしれない医療もあぶり出されてしまう可能性もあるため、後方視的検討においても開始の段階で（どのような結果が出るかわからない段階で）ある程度周知しておくことは誤解を避けるためにも必要ではないかと思うのです。

Negative Data

　また、言うまでもないのですが negative data も典型的な没ネタといえます。症例報告が経験した症例自体にインパクトがある（positive data）と考えるため発表・論文化が検討されるのとは異なり、後方視的研究に関しては面白そうと思った現象や仮説がよくよく調べてみると統計学的有意差を認めるに至らず棄却されるということがあります。私のように科学の真実を探求すること以上に、労力のロスを最小限にして臨床研究に向き合いたいと考えている立場からすると、まず一番興味を持っている仮説（プライマリーアウトカム）に関してはスクリーニング段階である程度解析を行い、positive な結果（統計学的有意差あり）が得られそうな感触を得たうえで、本格的な背景因子等を含めたデータの収集に取りかかるのがいいのではないかと思うのです。

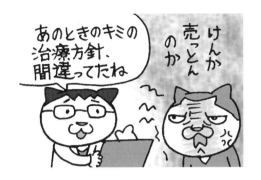

　基礎研究に取り組んだことがある方ならよく共感いただけると思うのですが、negative data というのは扱いがとても難しく、本当の意味で「関係なし」なのか（仮説が棄却されたのか）それとも研究手法が悪いために（収集データの不足、対象設定のミス、交絡因子が除外しきれないなど）本来「関係あり」のところを証明できなかっただけなのかをはっきりとさせることが困難なのです。Positive data であっても、統計学的有意差が出ているだけで偶然の産物の可能性があるのは間違いないのですが、これは 1/20 未満の確率でしか生じ得ない事象（P < 0.05）は偶然ではないと見なすという P 値に対する普遍的な取り決めがあるため、そういう堂々巡りを回避できるのです。ですので、基本的に negative data を論文化することは全然推奨していないのですが、時々そのデータ自体を出すために多大な労力をかけたタイプの研究というものがあります。そういうものについては、協力してくれた周囲との兼ね合いもあり何とか形にしたいと考えるのは共感できるのですが、しんどいことは間違いありません。

　以降では、自験例の実例に基づいて解説していきます。

より大規模な既報が存在したケース

筆者が初めて取り組んだ臨床研究：最大級の労力を要したにもかかわらず、学会発表止まりで論文化できなかった痛恨の没ネタ

藤岡一路ほか. γ-グロブリン一括大量投与法の臨床的検討（会議録）. 日本小児科学会雑誌. 108(12), 2004, 1523.

要約 　最近、川崎病の標準的治療としてγ-グロブリン2g/kg/day大量投与が行われている。我々は以前の400mg/kg5日間分割投与（41例）と2g/kg大量投与（38例）について比較検討した。その結果、大量投与群では、冠動脈病変出現の減少を認めた。一方、発熱期間、CRP、WBCの変化は分割投与群と有意差はなかった。以上より、大量投与法は従来の分割投与法と比較して安全で有効であると思われた。

研究の経緯

　筆者は初期研修医として兵庫県立淡路病院小児科で2004年6月から研修を開始した。偶然、6月に2例、7月に3例の川崎病が同科に入院となり、個人的に珍しい疾患と考えていた川崎病に頻回に遭遇しているような感覚をもった。また、当時の部長から「今シーズンはえらい川崎病が多いな、何か原因があるんじゃないのか」と言われ、淡路島で当該時期に川崎病が多発している病因・病態を解明できないかと、今振り返ると大変大それたことを着想し、自分のクリニカルカンファレンスのテーマとすることに決定した。

方法は、後方視的研究として、1997年1月から2004年7月までの期間に淡路病院小児科に入院した川崎病患児の疫学（特に年ごと、月ごとの発生患者数）を検討することにした。結論から述べると、1年に5〜16人の入院があり、月ごとの発生は4人が最高であり、また1年のうちで発生が多い季節などはなかった。即ち、時間的、地域的多発性は証明できなかった。

　また、そもそも統計学的な解析を行うには1ヵ月あたりの患者入院数が少なすぎることがわかった。月に数百人の単位で川崎病の発生を集計している川崎病全国調査[1]の存在を後から教わり、当初の仮説の証明には全国規模のデータが必要であること、研修医が思いつくような臨床的疑問はより偉い人が既に取り組んでいるのだということを思い知った（より大規模な既報の存在）

労力を回収するために工夫した点

　上述の経緯により、完全に無駄な労力を払い何らポジティブな結果を見出すことができなかったが、3ヵ月の小児科研修の終わりころに、ときの上司から「あの川崎病のやつ、グロブリン投与法の比較で地方会に出せるんじゃないか」との天啓をいただいた。そこで、一括投与（2g/kg）の有効性はRCTで証明された周知の事実では（？）と思いながらも労力を無駄にするくらいであれば発表しようと思い、当初の仮説と全く関係のない静注用免疫グロブリン製剤（intravenous immunoglobulin：IVIG）の投与の仕方（一括投与 vs. 5日間投与）による冠動脈後遺症の発症の差に関する後方視的研究として発表した。しかしながら、当然、小規模な後方視的研究であるうえに、大規模なRCTが既に発表されており、論文化に値する要素は皆無であった。

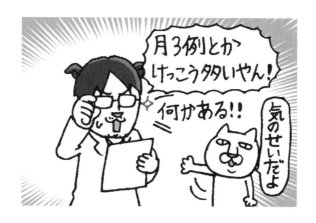

あとがき

　当時の県立淡路病院のカルテ庫にこもって、1例ずつデータをエクセルに手入力したことを覚えています。結果的に臨床課題を明らかにすることは何一つできませんでしたが、それ以上に労力を懸けても無駄になるタイプの研究課題「没ネタ」の存在を強く認識し、以降、労力をかける前によく考えないといけないのだということを学んだ点が大きかったです（その後も引き続き没ネタに引っかかりまくるのですが……）。

1）　中村好一ほか. 第18回川崎病全国調査成績. 小児科診療. 69(2), 2006, 281-92.

筆者が2回目に取り組んだ臨床研究：研究対象疾患に関する詳細な記録がなかったケース

藤岡一路ほか. 早産児無呼吸発作と神経学的予後に関する検討（第一報）長期予後検討のための早産児無呼吸発作の実態把握. 日本未熟児新生児学会雑誌. 22（1）, 2010, 89-96.

要約　　極低出生体重（very low birth weight：VLBW）児における早産児無呼吸発作の実態を把握することを目的として、1996〜2000年までの5年間に当院に入院したVLBW126例（在胎26〜27週：36例、28〜29週：45例、30週以上：45例）を対象として、診療録を後方視的に検討した。

検討期間中、早産児無呼吸発作に対する薬物療法はドキサプラム（Dox）を第一選択とし、必要に応じてキサンチン製剤（Xan）を併用した。

結果は、Dox使用終了時期は、在胎30週未満の症例においては概ね修正31週前後であり、在胎30週以上の症例では1週間以上のDox長期使用は稀であった。

結論として、在胎30週未満の児の早産児無呼吸発作は修正31週を境に軽快し、在胎30週以上の児では重症無呼吸発作は稀であった。

研究の経緯

初期研修終了後の2006年に神戸大学小児科に入局し、専攻医として当時関連病院で最も忙しいと噂されていた（旧）加古川市民病院に

派遣された。今振り返るとどこを切り取ってもネット掲示板で叩かれそうな過酷な労働環境のなか、何とか専攻医1年目を生き抜き、2年目に入っていよいよ上司から臨床研究テーマを与えられることになった（当時、2年目専攻医が何らかの臨床研究テーマを与えられて全国学会デビューするというのが通例であった）。直近では先輩が早産児の低Na血症というテーマを与えられており、自分は何だろうと思っていたところ、早産児の未熟児無呼吸発作というテーマを提示された。

　未熟児無呼吸発作というのは、早産児に特異的に生じる呼吸中枢の未熟性が基礎にある無呼吸発作で、疾患の症状としてみられる症候性無呼吸（頭蓋内出血、感染症、低血糖、体温異常など）とは区別され、20秒以上の呼吸停止もしくは15秒以上の呼吸停止やチアノーゼを伴うものと定義[1]される。同じ在胎週数の早産児であっても、未熟児無呼吸発作が頻発・遷延する児と、全く生じない児がいることが経験的に知られており、それらも須く成熟とともに消失していくことがわかっていた。一方、短期的な無呼吸自体が長期の神経発達に及ぼす影響、および無呼吸が何らかの微細な中枢神経障害の結果として生じている可能性も否定できず、早産児の未熟児無呼吸発作が長期予後に及ぼす影響については明らかではなかった。

　本テーマの決定に関しては、低Na血症などと比べて客観的な指標とは言い難く、正直あまりピンと来なかったのであるが、断るとテーマがなくなるだけのためとりあえず取り掛かることに決めた。まずは、川崎病の件で思い知った、同様の論文が既に過去に報告されていないかを検索することから開始した。その結果、英語も含めてテーマに合致する既報はあまりなく、参考になりそうなものは和文の論文1本[2]くらいであった。

　内容は超低出生体重児（出生体重＜1,000g）の無呼吸発作の臨床

像を検討したものであり、予後との関係については考察されていなかった。そこで本報告にならって無呼吸発作の重症度を定義し、予後との関連を検討すればうまくいくのではないかと考えた。

仮説の設定：重症無呼吸発作は早産児の 神経学的予後不良を予測するか？

定義の確認

次いで、実際にこの既報で無呼吸発作の重症度がどのように定義されているかを確認したところ、1日当たりの発作回数により、9回までを軽症、10〜14回を中等症、15回以上を重症と定義しており、1日当たり5回未満となった修正週数および最終無呼吸の修正週数を検討していた。当院においても同様にデータを収集しようと過去カルテ（紙）を引っ張り出してきたが、当時の看護記録にはSpO_2低下に関する記録はあったが、呼吸停止の有無に関する記録が残っていないことが発覚した（データの不備）。呼吸が停止していなくても、例えば呼吸窮迫症候群や慢性肺疾患などの肺の病気を合併していればSpO_2が低迷することは十分にあり得るし、また経皮酸素飽和度は体動などでも容易に低下することがあることから、単なるSpO_2の低下の記録をすべて無呼吸発作と読み替えることには正直無理があると考えた。つまり、無呼吸発作の研究であるにもかかわらず無呼吸発作の記録がない（厳密には刺激を要するような呼吸停止に関しては「無呼吸に対して刺激を要した」との記載はある）状態であった。現在であれば、典型的没ネタとして速やかに撤退するケースであったが、当時はそれ以外にテーマがないため何とかできないか熟考した。

そこで、無呼吸自体の重症度（回数）を検討するのは諦めて、無呼吸に対して要した治療介入の期間の観点から無呼吸の実態を間接的に

把握することを考案した。即ち、無呼吸発作が長期間にわたって遷延しているケース＝無呼吸治療を長期間にわたって行っているケースを「重症無呼吸」と定義することにした。一般に当時の未熟児無呼吸発作の治療は、酸素投与および呼吸刺激薬（キサンチン製剤およびドキサプラム製剤）であったが、当院では酸素投与にて無呼吸発作が軽快しない場合に薬物療法を考慮し、原則として静注ドキサプラムより開始、効果が不十分であれば静注用キサンチン製剤を併用し、それでも管理不能な場合は人工呼吸管理することとしていた。当時の私は周囲に教わるがまま、当然のごとく上記の無呼吸治療を行っていた。しかしながら、研究方法を記述するにあたって院内のマニュアルを探したが、無呼吸発作治療に関する明確なルールはなく、何となく経験的に上記の手順で管理していることが発覚した（手続き上の瑕疵）。治療期間で重症度評価を行う前提にもかかわらず、治療方針が統一されていないことになると話にならないので（実際は経験的に全員同じ管理を行っていたことを確認のうえ）、治療戦略の模式図を自分で作成し、統一感を醸し出した。

結果の検討

　結果の解析に関しては先述の先輩の研究[3]を模倣して、対象を在胎 26〜27 週、28〜29 週、30 週以上の 3 群に分け、まずは治療の内訳と、当院でのファーストラインの治療薬であったドキサプラム使用の期間について検討した。

　結果として、①無呼吸に対する薬物治療、2 剤併用の割合は在胎週数が小さいほど増加したこと、②ドキサプラムの使用に関して、在胎 30 週未満の児においては、修正 31 週を境として使用頻度の著減を認めたこと（≒修正 31 週を境に未熟児無呼吸発作が軽快している？）がわかり、それなりに興味深い結果であった。そこで、上記結果を全

国学会で発表した後、生まれて初めて和文学会誌に投稿した。すると、査読者から、

　「逆説的に、薬剤の使用記録から、薬剤中止が即ち無呼吸発作が軽快したということには、いささかの疑問を感じざるを得ない。従来の報告、既報を鑑みて、そろそろ薬剤を中止してみようかなということで薬剤中止してみたところ、児の呼吸状態が安定していたので、そのまま薬剤を中止したと考えれば、必然的に無呼吸発作消失の時期は、既報に近づいてくるのは当然の結果となってしまう」

というような査読結果が返ってきた。

　即ち、無治療でも無呼吸発作が生じないような状態に改善した後も、経験的に延々と修正30週頃までドキサプラムを使用していたようなケースがあるのではないかという指摘だった。薬物治療開始基準はある程度統一されていたが、中止基準の実態は完全に主治医の裁量であったため、この指摘に反論するのは難しいと感じた。また、そもそも無呼吸発作とSpO$_2$の低下が区別されずにカルテに記録されている時点で、無呼吸発作の減少と薬物治療の終了を関連付けることも不可能に思われ、絶望した（研究デザインの問題）。そこで、どうしたらよいものか相談したところ、上司から、

　「要するにデータとして、無呼吸の増悪と軽快に関しての客観的な数字が少しはないと格好がつかないのではないか、ということですね」「せめて看護師の重症記録の無呼吸の記載回数、刺激回数などでもいいから、この対象全員において、薬剤の中止前後での数字

としてのデータをなにがしか加えればよいのではないですか」

と、アドバイスをいただいた。

そこですべての症例において看護記録に記載のある刺激を要した無呼吸発作に関する記録を拾い上げることで、その頻度が無呼吸治療の中止時期に一致して減少していくことを示すことになった。結果的に、刺激を要する無呼吸発作の回数は修正週数が進むにつれて減少し、修正31週時点では1日平均5回未満となることを示すことができ、無呼吸治療の中止が発作頻度の減少に基づくことを証明できたため、無事に自身初の学会雑誌へのアクセプトを果たすことができた。

その後

第1報のアクセプト後、当初のクリニカルクエスチョンである「重症無呼吸発作は早産児の神経学的予後不良を予測するか？」に関する解析を継続し、第2報[4]として投稿した。

内容は、修正31週以降も無呼吸治療を要した児（無呼吸群）と要さなかった児（対照群）で身体発育・神経学的障害の発症率を比較したものだが、面白いほど何一つといって有意な差が出たものはなかった。完全なnegative dataであったが、第1報と比べるとデザインとしてはそれほど瑕疵のない研究であったため、大きな苦労もなく第2報としてアクセプトされた。無呼吸発作自体が定量化しにくいタイプの症候であるようで、未だに早産児の無呼吸発作と神経学的予後に関する確たるエビデンスは出ていない。そのため、私自身は10数年前の本経験に基づいて無呼吸発作が遷延する児のお母さんに「神経学的予後には大きな影響は与えませんよ」と説明している。とても思い入れのある臨床研究である。

あとがき

　実は論文投稿後、査読結果を受け取ったのは筆者が院生として神戸大学病院に異動した後でした。そのため、患者カルテから刺激を要した無呼吸発作のデータを拾い上げる作業には多大な困難が伴うことを想定していました。しかし、結局自分の業績にしかならないので、加古川に調べに行く他ないなと割り切っていたところ、当時の加古川の上司のM先生が「時間はかかるかもしれないが自分が調べる」とおっしゃってくださり、非常に短期間にすべてのデータを洗い直して送ってくれました。お陰様で無事にアクセプトされましたが、後にも先にも論文絡みでここまで上司に迷惑をかけた（お世話になった）ことはなく、未だに本当に感謝しています。

　近年、指導者となって、若者から回ってくるグダグダな論文ドラフトにため息をつきながら向き合うことが増えましたが、若かりし頃にM先生にしていただいた労苦を考えると、「まあ、このくらいであれば全然許容範囲内だな」と感じる今日このごろです。

Chap. 3

(2) 後方視的研究の没ネタ実例集：診断・治療基準のあいまいさ
没ネタ回避のコツと実例集〜後方視的研究編〜

1) Richard J, et al. Pathophysiologic Mechanisms Underlying Apnea of Prematurity. NeoReviews. 3(4), 2002, e59-65.
2) 野村真二ほか. 超低出生体重児における無呼吸発作の臨床的検討（原著論文）. 日本未熟児新生児学会雑誌. 19 (1), 2007, 109-14.
3) 牟禮岳男ほか. 当院における極低出生体重児の低Na血症の臨床的検討（第1報）低Na血症の実態（会議録）. 日本未熟児新生児学会雑誌. 18 (3), 2006, 460.
4) 藤岡一路ほか. 早産児無呼吸発作と神経学的予後に関する検討（第二報）. 重症無呼吸発作が3歳時・6歳時における身体発育・精神運動発達に与える影響の検討. 日本未熟児新生児学会雑誌. 22 (2), 2010, 51-60.

筆者が外勤（バイト）先の病院の
外来のデータをまとめた仕事

藤岡一路. 神戸海星病院小児科外来における外国人医療. 日本渡航医学会誌. 2010, 4 (1), 1-4.

要約　2008 年 4 月〜2010 年 3 月までの 2 年間に神戸海星病院小児科外来を受診した外国人 103 人を分析した。受診者の出身地域は、北アメリカ、ヨーロッパ、インド・中東地域が全体の 2/3 以上を占めていた。受診目的は、「VISA 取得希望者健診」34%、「定期健診（学校検診含む）」21%、「プライマリ・ケア」21%、「予防接種」18% の順であった。外国人小児に対する診療上の特徴として、健康診断目的の受診が多いこと、英文による書類作成を求められることが多いこと、診療に対する医療費の内訳を説明する必要があること、日本の定期予防接種以外の接種を希望して当科を受診するケースも少なくないこと、などが明らかになった。また、基本的にすべてのケースにおいて英語による意思疎通が可能であった反面、通常の外来診療と比較すると診療時間が長期化する傾向があり、注意を要すると思われた。

研究の経緯

はじめに

　後期研修終了後の 2008 年に、神戸大学小児科新生児グループの大学院生として大学病院に戻った。当時の小児科の大学院生は比較的恵

まれた環境にあり、年期雇用の非常勤職員ではあったが社会保険料や年金、家賃程度は支払える給与を得ることができていた（メジャーな内科や外科などでは「ホンモノの無給医」〔研究を生業とする学生という名目のため、大学病院から基本給が支払われないが実際は臨床業務にも従事する〕がまだ残っていた時代である）。しかしながら、大学からの給与だけでは専攻医のときの手取りにも遠く及ばないため、みんな週に1回近隣の病院の外来バイトと、月に数回程度急病センターや地方の病院での当直バイトを行っていた。

新生児グループの大学院生は一般に、開業産科クリニックでの新生児検診バイトに出務することがほとんどであったが、ちょうど私が1年生として大学に戻ったタイミングでは新生児検診の枠がすべて上級生で埋まってしまっており、私は小児科常勤医のいない神戸海星病院という総合病院で、週に1回の小児科外来バイトをすることになった。前任者からの申し送りでは、他科の小児の術前採血の依頼がたくさん来るということと、「結構外国の人が来るよ」と言われたが、「なぜ外国人が小児科のない病院にわざわざ子どもを連れてくるのか？？」と不思議な気持ちになった。勤務開始後に理由を把握したが、当院（神戸海星病院）には「国際内科」という聞き慣れない診療科があり、その科では主に外国人を対象に外来診療を行っていた。またそのあおりで、ついでに子どもも連れてきて小児科に診てもらいたいという外国人の家族が一定数いるようだった。自分で言うのも何であるが昔から留学希望があり、ある程度英語には自信があったので（典型的なJapanese English だが）、英会話の練習にもなるだろうと思い、どんどん外国人の小児の診察を引き受けることにした。

ただし、実際の外国人小児の受診理由というのが、いわゆる小児科一般外来でよく耳にする「3日前からの発熱」とか、「昨日の夜から

下痢気味で、2回嘔吐しました」とか、「咳・鼻水止めの薬がなくなったのでほしいです」というようなコモンな訴えではなく、「外国VISA取得のための健康診断」「定期健康診断」「（日本の定期予防接種ではない）予防接種」などの特殊な訴えが多く、結局初めてのケースに関しては（見た目が厳格そうでとっつき難かった）国際内科のY部長にどのように対応したらよいのかお伺いを立てにいく必要があった。ただ、外国人の親子からすると「国際内科」の隣で外来をやっている「小児科」であればきっと同じレベルに知識のある（国際）小児科医なのだろうと思うようで、大学で当日受診外来（二診）をやっているときよりも、よっぽど敬われている実感があった。何とかしないとまずいという思いで、日々の受診患者対応の備忘録としてノートを作成し、毎日の学びを記録していくことにした。また、日本渡航医学会という外国人診療に関係する学会に入って、メーリングリストで勉強したりもした。

転機

　そうこうしているうちに、当院での外来バイトも2年が過ぎ、ほとんどの外国人対応は1人でこなせるようになっていた。一方、バイト先での診療はうまく進んでいたが、本業である大学院の臨床データをまとめた学位論文の作成に関しては、直属の上司、新生児グループ責任者、教授など多くのステークホルダーの足並みが揃わず、なかなか思うような進捗が得られなかった。一方、自分自身はモチベーションに溢れており、もっと仕事が与えられたら何でもこなせるだろうという気持ちでいたが、大学で新たな仕事をはじめたとしても結局自分以外のファクターで進捗しないのではないかという漠然とした不安を抱えていた（共著者の許諾問題）。その際に、国際内科の部長が執筆された論文[1]を偶然目にする機会があった。

当院国際内科における外国人医療の実態を概説したものであったが、通常行っている外国人医療が確かに他の医療機関からすると特殊医療であり、論文化に値する内容であるということに気づいた。また、同時に自分が担当している小児の外国人医療もある意味特殊医療といえるのではないかという着想を得た。そこで、上記の論文にならって過去2年間の全受診者数406人のうち外国人小児103人（25%以上！）の出身地域、受診目的につき検討し、まとめてみた。単なる記述統計データであり、何らかの仮説を実証するというようなスタイルの研究ではなかったが、知見として面白いのではないかと思い、和文誌に論文として発表したいと考えた。

労力を回収するために工夫した点

この際に最も気を使ったのがオーサーシップの問題である。私の主所属は神戸大学小児科ではあるが、本内容の意義について上司に理解してもらうのは極めて難しいように思われた。また、何よりも複数のステークホルダーの仕事の遅延により投稿が遅れる、またはお蔵入りするというような事態は避けたいと考えていた。そこで、「神戸大学大学院医学研究科内科系講座小児科学分野」の肩書で投稿するのは諦めて、神戸海星病院小児科の肩書のみで投稿するという案を思いついた。これであれば仮に本論文に何らかのケチがついた場合でも、私個人と神戸海星病院小児科（医師は私のみ）の責任のみで対応できるという理屈である。一方、私個人がどのように言われようが構わないと思っていたが、バイト先の神戸海星病院に迷惑をかけるのも申し訳ないと思っていた。とりわけ、私自身は週に1回出務しているだけの日雇いであり、特に外国人医療に関しては国際内科の下請けというのが実態であり、やはり国際内科のY部長には筋を通しておかないと

いけないと考えた。

　そこで、恐る恐る Y 部長に当院小児科外来での経験を論文として発表したいこと、それにあたり論文の内容を校閲いただきたいことを相談しに伺った。すると「私も今論文を書いているので、それが完成してからでもよいですか」と言われてしまった。「これは、その論文が結局完成せずにお蔵入りする流れでは……」という考えが一瞬頭をよぎったが、お願いした手前待つしかないなと思って待つことにした。すると予想に反して、すぐに執筆中であった論文が投稿され、私の論文の投稿にも OK が出た。また、部外者ながら Y 部長の論文[2] の共著者に私の名前も加えていただき驚いた。

　投稿先については、査読者の評価を受けてみたいと思っていたので専門誌である日本渡航医学会誌に投稿してみた。査読で苦労した記憶がないため、かなりあっさり採択されたのではないかと思う。

その後

　以降、神戸海星病院小児科の肩書であればある程度フリーハンドで論文が投稿できるということがわかったため（大学院 3・4 年時は病棟業務を離れ、基礎的研究に従事していたが後述するように全然実験がうまくいかなかったため……、エフォートを費やす対象が大学にはなかった……）、余った時間の多くをバイト先での診療経験のまとめに費やし、2 本の論文[3, 4] を追加で発表することができた。

　また、多分バイト先での仕事の積み重ねの結果と思われるが、「予防接種 Q&A」という若手小児科医の予防接種のバイブルのような雑誌の増刊号で、「東南アジアへの渡航にあたっての日本脳炎の追加接種」に関する執筆依頼が来た[5]。神戸大学小児科の医師としては何ら予防接種に関する活動をしていなかったが、見ている人は見ているのだなと

思い、日本語であっても論文として発表することの重要性を実感した。

あとがき

　当時の筆者のように本業があまりうまく進まず、他のテーマを自分の責任で論文発表してみようと思い立つ読者もいるかもしれません。あまりお勧めではないのですが、主所属に迷惑をかけないという大前提があればそれもありだなと感じています。若い時の熱量というのは、10年後にはほぼ消失しているものですから、何らかの形に残すというのは意味があることだと思うのです。

　ただし、その際に一点だけ忠告させていただきたいのですが、自己責任で行うのであればどこまでも自己責任で行うべきです。どういうことかと言うと、例えば温厚そうな上司に「外勤先の△△病院で研究している○○のテーマについて今度論文を投稿しようと思うのですが、(上司) 先生と教授は共著に入れてないので、教授には報告しないでいいですよね?」みたいな相談をするなということです。発表した後に、教授らから「どうしてこんなことをしたのだ」と問い詰められるような事態が万一生じたときに、「すいません、一応 (上司) 先生には相談したのですが……」みたいな言い訳のために一声かけておきたい気持ちはわかるのですが、上司としてもそうなることがわかっているのにみすみす「そうやな、教授には言わなくていいのと違うか」とは言えないと思うのです。

　結局、(上司)「いや、それは一応教授に相談したら」、(私)「はい、わかりました……」(教授に相談したくないから〔上司〕に相談しているのに、全然わかってくれない〔プンプン〕、もういいや勝手に投稿しよう!) みたいな感じになる気がするので、結局余計に上司・部下間の感情面のしこりを増やすだけで、思い通りにはいかないと思うのです。自己責任というのはリスクを自分が100%背負い込むことだと了解して、よく考えて行動しましょう。

1) 山本厚太.【プライマリ・ケアのためのよりよい外国人診療】外国人を受け入れてどんな問題があるのか—医療先達の取り組みに学ぶこと—〜総合医療機関として〜神戸海星病院における外国人医療—プライマリ・ケア医に望まれる知識—. 治療. 88（9）, 2006, 2373-8.

2) 山本厚太, 阿部泰尚, 藤岡一路. 米国移民ビザ申請者の予防接種：輸入ワクチンを利用しての留学渡航ワクチン外来の実際. 日本医事新報 , 4570, 2011, 86-92.

3) 藤岡一路. 神戸海星病院小児科外来のトラベルワクチン接種状況. 日本渡航医学会誌. 4（1）, 2011, 5-9.

4) 藤岡一路. 一般小児科外来診療におけるトラベルメディスンの意義. 日本渡航医学会誌. 5（1）, 2012, 40-4.

5) 藤岡一路.【予防接種 Q&A】日本脳炎—追加接種：流行地への渡航. 東南アジアの日本脳炎流行地へ出かけるときは、成人でも追加接種を受けたほうがよいですか. 小児内科. 45（増）, 2013, 454-5.

当時未承認薬であった
輸入不活化ポリオワクチン接種の
経験について報告した研究

藤岡一路ほか. 個人輸入不活化ポリオワクチンの接種状況. 日本小児科学会雑誌. 117（4）, 2013, 766-72.

要約　当施設はトラベルワクチンとして、国内未承認である輸入不活化ポリオワクチン（inactivated polio vaccine：IPV）の IMOVAX® Polio（Sanofi Pasteur）を倫理委員会の承認のもと以前より導入してきた。2010 年 2 月に神戸市でワクチン関連ポリオ麻痺（vaccine-associated paralytic poliomyelitis：VAPP）が発生して以降、IPV 希望者の強い要望を受けて 2010 年 7 月より輸入 IPV による通常接種を開始した。2010 年 1 月から 2011 年 3 月までの期間に、135 人の受診者があり、243 回の IPV 接種を行った。通常接種開始後の 2010 年 7 月以降に受診者の著増を認めた。初回免疫 3 回終了後に抗体価測定を行った 31 人において、全例でポリオ免疫の獲得を認めた。輸入 IPV による重篤な副反応は認めなかった。

研究の経緯

はじめに

　先述の研究同様に、外勤先での経験をまとめたものである。神戸海星病院（以下、当院）は国際内科を有するため、海外渡航目的のトラベルワクチン接種を手広く行っており、倫理委員会の承認のもと当時

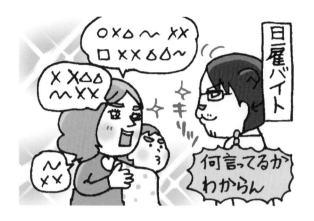

は国内未承認であった多くの輸入ワクチンを導入していた。

　週1回のバイト小児科医として勤務し始めた当初は、日雇いの立場で未承認ワクチンの接種なんて恐くてとても無理というスタンスで、可能な限り小児の輸入ワクチン接種はお断りしていた。しかしながら、片や両親は渡航先での感染症予防のために必要と判断され輸入ワクチンを接種するのに、子どもは医者が拒否しているからという理由で感染リスクを抱えたまま渡航しなければならないというのも忍びないなとは感じていた。また、入国 VISA や現地校への入学に際して必須のワクチンである場合もあり、そういった場合は仕方なく国際内科の Y 部長と看護師さんの指導のもと接種を行っていた（添付文書がフランス語のことが多くて、初見ではほぼ解読不能であった）。そのような事情で徐々に輸入ワクチン接種は拡大し、慣れもあって 2 年目の勤務が終わる頃には渡航目的であれば基本的にすべての輸入ワクチンを接種する状態になっていた。

　一方、それ以前から当時は定期接種として用いられてきた経口ポリオ生ワクチン（oral polio vaccine：OPV）の服用後に、極稀にポリオを発症してしまい、麻痺（ワクチン関連ポリオ麻痺〔VAPP〕）が

残ることがある問題が知られていた。私の勤務してきた地域では、OPV は行政の健診の際に接種（内服）することになっていたため、実際に OPV 接種に携わった経験がなく、OPV が生ワクチンであるという程度の認識しかもっておらず、VAPP の問題には全く無知であった。

　しかし、当院でトラベルワクチン接種を行っていくにつれて、諸外国では VAPP リスクの回避のためにポリオの予防接種が不活化ワクチンである IPV に置き換わりつつある事実を知った。また、意識の高い保護者のなかには、VAPP のリスクが恐いので国内未承認薬である輸入 IPV を接種してほしいと、渡航目的以外で当科外来受診を希望する人たちが年に数例存在した。ただし、どのようなワクチンにも予測不能なアレルギー反応のリスクがあること、未承認ワクチンを接種した場合はそういった不測の事態に対しての補償体制が確立していないことなどを理由として、原則そのような希望には応じないこととしていた。しかし、飛び込みで他府県から来院してしまった場合などは無下に追い返すわけにも行かず、接種することもあった。当院で外来を開始した 2 年目に入ると、インターネットなどで VAPP に関する啓発を目にする機会が増え、口コミなどでの電話問い合わせが増加している印象をもっていた。

転機

　潮目が完全に変わったのが、2010 年 2 月に神戸で OPV に由来する小児のポリオ患者が発生したことで、以降 IPV に関する問い合わせ・接種希望者の予約外受診が急増し、渡航目的外接種の原則禁止という前提の堅持が困難な状況となったときである。そこで、2010 年 7 月より希望者への通常接種としての IPV 接種を開始することになった。病院側から接種を前向きに検討するようにお願いされたのが一番

大きな理由だったが、トラベルワクチンとしての接種経験から安全性にある程度自信がもてたことも要因であった（インターネットの口コミで、兵庫県で唯一輸入 IPV を扱っている施設なのに医者が日和って打ってくれないみたいに書かれたのには多少腹が立ちましたが……、それを理由にやろうと思ったわけではありません……）。そこで、諸外国における通常接種でのスケジュールを参照し、また日本に IPV が導入された場合は三種混合と一緒に接種するようなスケジュールとなることを想定して、初回免疫として 4〜8 週間隔での 3 回接種とし、可能な限り初回免疫終了後にポリオウイルス抗体価を測定して免疫の獲得を確認するルールとした。

　結果的に、通常接種開始後に受診者の著増を認め、ある種の社会問題なのだろうと認識するに至った（お昼までの約束の外来が 14 時頃までかかることもあったが、驚くべきことにバイトにもかかわらず時間外勤務報酬がついたりしてホワイトな病院だなとびっくりした）。これだけインパクトのある事柄なので、論文として発表すると面白いだろうなと思っていたが、小児を対象とした未承認薬に関する後方視的研究になるため、神戸大学小児科に籍を置いている身として、さすがに自分の独断で発表するのはまずいだろうと感じていた。

　そのような折、大学病院の小児腎臓グループのトップであった I 特命教授から、ループス腎炎の治療のため強力な免疫抑制療法を施行中の腎臓内科の女性患者さんについて相談を受けた。患者さんが妊娠・出産されたが、お子さんが OPV を服用した場合、糞便処理を介して母体へのポリオ感染のリスクがあるため、IPV の接種を希望されているとのことだった。その患者さんについては海星病院の外来受診を案内し一件落着したのだが、話の流れで上記の論文化について相談してみることにした。すると、日本小児科学会雑誌に投稿して、正々堂々

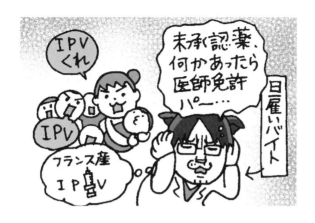

査読を受けるように助言いただき、結局共著で論文を投稿させてもら
えることになった。

　投稿した結果、思いがけずポジティブな査読結果が返ってきて、採
択に至ることができた。結果的に、論文出版より前に IPV が日本で
薬事承認されたため、結局大したインパクトのない論文となってしま
ったが、後にも先にも私が日本小児科学会雑誌に採択されたのはこの
研究のみである。

採択後のトラブル

　無事に論文も採択となり、あとは 2012 年 1 月の出版予定日を待
つだけの状態となった。また、大学院修了前に英国に短期留学するこ
とが決まり、バイト先の海星病院の皆さんにもお別れして、意気揚々
と英国に旅立った。ところが、2 月 2 日付けで以下の文書が医局に届
いたと連絡が来たのである。

　既に採用となった貴論文につき、1 月 25 日の編集委員会で審
議した結果、既に採用となった貴論文において、「渡航者に対す

る不活化ワクチン接種」に関しては院内倫理委員会の承認を得た
ことが明記されていますが、「接種対象者を渡航者以外に拡げる」
ことに対して承認があったのか否か不明であることが判明しまし
た。従いまして、1月末発行予定の116巻1号掲載予定の貴論
文は、現時点では掲載停止とし、論文中に「接種希望者への接種
（通常接種）について院内倫理委員会から（事後）承諾を受けた」
旨の記述を入れていただければ学会誌掲載に問題はないと判断い
たしました。以上ご検討ください。

　バイトも辞めてしまっているのに今更言われても……という感じだ
ったが、仕方ないので海星病院のY部長に事情を説明して、再度倫
理委員会の審議をお願いできないかをメールさせてもらうことにした。
すると快く引き受けていただき、修正文面の確認メールまで送ってい
ただいた。しかし、待てども暮せども倫理委員会承認の知らせはなく、
帰国後、関連病院勤務となって最初の連絡からちょうど1年ほど経
ったころに、流石にどうなっているのだろうと思い恐る恐る督促の連
絡をしたところ、こちらが修正を確認したメールが先方に届いていな
かったことが判明した。
　速やかに再送したところすぐに対応してもらうことができ、そんな
こんなで当初の出版予定日から1年以上経過した2013年4月に漸
く出版の日の目をみることができた。本研究は論文の内容以上に、手
続き関連で共著者、研究協力者とのやりとりに関する思い出にあふれ
た研究だったが、コミュニケーションが一つでもうまく行かなかった
場合は容易にお蔵入りしていたであろう内容であり、没ネタに投資し
た労力を回収したという実感をとても強くもっている。

あとがき

　本論文の日本小児科学会雑誌に採択後、症例数を増やして初回免疫後の中和抗体価に関する研究 [1] も投稿しましたが、そちらは既に 2012 年 4 月に IPV が国内承認された後であり、治験データが既に存在していたため妥当なリジェクトでした。そのため、日本渡航医学会誌に投稿したところ、採択されました。もし予定通りに 2012 年 1 月末に第一報が出版されており、即座に投稿することができていれば新規データとなっていた可能性もあり、惜しかったなと思っています。

　また、本研究を後押ししてくれた I 特命教授はその後も小児科領域の新薬開発研究を精力的に遂行され、後に主任教授に就任され、小児科学会の薬事委員会の主担当理事まで歴任されるに至りました。未承認薬への造詣が深い上席者が身近にいたことも大変な幸運だったと思います。

1）　藤岡一路ほか. 輸入不活化ポリオワクチン初回免疫後のポリオウイルス中和抗体価に関する検討. 日本渡航医学会誌. 7(1), 2014, 10-2.

Chap.
3

（2）後方視的研究の没ネタ実例集：手続き上の不備

没ネタ回避のコツと実例集〜後方視的研究編〜

研究デザインに致命的な欠陥を抱えた後方視的研究

藤岡一路ほか. 在胎週数相当の−2SD 未満の Small-for-Gestational-Age 児の臨床像 単一施設の入院症例における検討. 神緑会学術誌. 28, 2012, 73-7.

要約　　出生時体重か身長が在胎週数相当の−2SD 未満の small-for-gestational-age（SGA）児 148 例を対象に、その臨床像について検討した。出生時期は正期産 99 例（66.9%）、早産 41 例（27.7%）、28 週未満の超早産 8 例（5.4%）、出生時体格は身長・体重とも−2SD 未満 75 例（50.7%）、身長のみ 44 例（29.7%）、体重のみ 29 例（19.6%）であった。出生時期別出生時体格は身長・体重とも−2SD 未満は超早産児 87.5%、早産児 56.1%、正期産児 46.1%、身長のみはそれぞれ 12.5%、29.2%、31.4%、体重のみは 0%、14.7%、22.5%であった。SGA の主因は胎盤・臍帯因子 32.8%、母体因子 30.3%、胎児因子 23.0%、不明 13.9%であり、複数の因子を有するのは超早産児 87.5%、早産児 34.1%、正期産児 13.1%と超早産児で有意に高かった。

研究の経緯

はじめに

　大学院に入学して少したった頃、上司が「子宮内胎児発育不全（intrauterine growth restriction：IUGR）」の病態解明に関する研究について科研費に採択されたため、IUGR に関する何らかの後方視的研

究をしてみてはどうかという提案を受けた。上から降りてきたタイプの仕事は「共著者の許諾」関連の障壁がないため、一も二もなく引き受けた。

まず、IUGRとは、何らかの理由（胎児自身が染色体異常などの何らかの問題を抱えている胎児因子、母体が膠原病や高血圧などを合併している母体因子、胎盤の血栓塞栓や臍帯の付着異常などの胎盤・臍帯因子など）により子宮内での胎児の発育が遅れ、在胎週数相当の推定体重よりも明らかに小さい状態のことを指すものとされる。ただ、当時は私も混同していたが、IUGRというのは胎内の状態（妊娠中）を指す言葉であるため、正確には胎児エコーにおける推定体重に対して使われる用語であり、通常、我々小児科医が診断根拠とする出生時体重（生まれた瞬間の赤ちゃんを体重計で測定した値）が在胎週数相当より小さい場合というのは、不当軽量児（SGA）と呼ぶのが正式である。

実際、以下に挙げる複数の実例でIUGRとSGAを混同している記載が出てくるが、実臨床における扱いに大きな違いはないと思っている。簡単な例を挙げると、予定日である妊娠40週頃に出生した赤ちゃんの体重が1.5kg（通常は3kg程度）の場合、SGAという診断になるが、一般にそのような赤ちゃんは胎児期から明らかに推定体重が小さい（IUGR）ことが胎児エコーで診断されていることがほとんどである。というわけで、以降の用語については、IUGRとSGAを厳密に区別していない前提で読み進めてください。

先行研究

まず、過去にどのような研究がなされてきたのかを検討してみた。すると、早産のIUGR（SGA）に関する検討は比較的多いが、正期産のSGAを対象とした研究は乏しいことに気づいた（**表1**）。

表1　過去の IUGR（SGA）に関する検討

- 早期 IUGR 児の短期予後に関連する因子の検討（吉田加奈ほか：日本未熟児新生児学会，2007.）
- 当院における超早期 IUGR 症例の検討（橋本 崇ほか：日本未熟児新生児学会，2007.）
- 超早産児において IUGR は CLD の危険因子か（芳本誠司ほか：日本周産期・新生児医学会，2006.）
- 子宮内胎児発育遅延を伴う超早産児の短期予後について（榎本真宏ほか：日本周産期・新生児医学会，2005.）

表2　SGA 性低身長と GH 治療

現在（2009 年）の SGA の定義は、標準出生体重の 10 パーセンタイル未満（ICD-10）であるが、昨年（2008 年）に確立した SGA 性低身長症の診断基準は、出生時の身長または体重が標準値の−2SD 未満で、現行より厳しい。

　また、ちょうどその頃に、SGA 児は出生後低身長のリスクが高いことが明らかとなり（SGA 性低身長）、成長ホルモン補充療法の治療適応が SGA 性低身長にも拡大されることになった。これに際して、SGA 性低身長として成長ホルモン補充療法の対象に入るための基準は、出生時の身長または体重が標準値の−2SD 未満であることとなっており、一般に IUGR（SGA）の基準として用いられている標準出生体重の 10 パーセンタイル未満より厳しいものであった（**表2**）。

　そこで、「正期産児も含めた出生時の身長または体重が在胎週数標準値の−2SD 未満の SGA 児」を対象として、検討すれば新規性が担保できるのではないかと考えた。

　サマリーデータが電子的に入手できる 2004 年以降のすべての入院症例を対象として、在胎週数、出生体重、性別を含めたデータをエクセルに落とし込み、手動による並び替えを駆使して以下のように150 症例を抽出した。ここで大変だったのは、体重 1,500g 未満等であれば体重の少ない（軽い）順で並べ替えれば一発でデータ抽出が可

能なところを、体重 z-score を算定するための在胎週数標準値というものは男女それぞれに 1 週毎に存在したため、例えば「34 週出生の男児の場合は AAg 未満、女児の場合は BBg 未満」といった具合に週数と性別毎にいちいち－2SD 未満の体重条件を変更して検索する必要があり、かなり面倒だった。

結果的に、神戸大学病院の入院症例の検討では、在胎週数相当の－2SD 未満の SGA 児は、正期産児の割合が多いこと、身長・体重とも－2SD 未満の児の割合が多いことが明らかになった。また、一番興味を持っていた IUGR（SGA）の原因因子の割合に関しては、単一の因子のみを有している SGA 児というものがほとんどおらず、基本的に複数の要因の合併であったため（特に、母体が妊娠高血圧症候群に罹患しており〔母体因子〕、胎盤に梗塞や石灰化を認める〔胎盤因子〕例が多かった）、原因を割り付けるのは主観によるところが大きく、積極的に結論を下しにくい状態であった。

某 F 社からのオファーに喜んだのも束の間……

これといって面白い結果ではなかったが、とりあえず全国学会で発表することになった。やはり、抄録もあまり面白くなかったようで、ポスターでの採択であった。まあこんなものかなと思っていると、捨てる神あれば拾う神ありで、SGA 性低身長に対する成長ホルモン製剤の販売促進を目指していた某 F 社の MR さんから、同社が発行しているウェブサイトに本発表の内容を掲載したいとの連絡が届いた。正直、査読のある雑誌は厳しいだろうと考えていたのと、依頼原稿という形であれば上司もあまり学術的意義云々を気にしないのではないかと考え、前のめりで受諾した。直属の上司も OK で、教授の許可をとってくれるということだったが、教授から「学術雑誌に出さないと業績にならない」という理由で不許可のお達しが来た。

抗うこともできないので、体裁を整え直して（これが結構面倒で労力がかかった……）和文学会誌に投稿することになった。すると、以下のような査読結果が返ってきた。

【査読者1】
　SGA の定義に−2SD と 10% 未満とがあり、本邦では後者が用いられているため前者に関する分析を正期産児を含めて行う必要性があると問題提起しながら、具体的な結論に達していない。
① 対象が入院例に限定されているため、正期産児の比率が多いのは単純にその患者構成であるに過ぎない。
②「正期産児を含めた−2SD 未満 SGA 児の臨床像を明らかにする」ためには、本来病児以外の正期産児も分析対象に加えなければ意味をなさない。

【査読者2】
　1 施設における記述統計であって、学会誌への掲載に適した普遍的知見とは言い難く、掲載不可。
① SGA 児のみの検討でなく、同時期に入院した非 SGA 児を週数別にコントロールとして解析することが必要。
② SGA 児中に正期産児が多くなるのは、バックグラウンドとなる数が大きいので当然です。

　どちらの査読者も、正常対照群（非 SGA 児）も含めた検討を行わないことには、「在胎週数相当の−2SD 未満の SGA 児は正期産児の割合が多い」という結論を下すことはできないとの意見だった。これは言われてみるとその通りであり、一応リバイス（推敲後再査読の対象）には引っかかっていたが、指摘の通りに推敲するためには根本的

な研究デザインの変更が必要だった（1,000〜2,000人の非SGA入院症例のデータ収集を行う必要が生じるため……）。正直、そこまでの労力をかける意義は乏しいと判断して、何とかこのままのデザインで採択してもらえる投稿先を検討した。和文商業誌への投稿も検討したが、2人の査読者から同じ箇所の修正を求められた論文を訂正せずにそのまま他の小児科関連雑誌に投稿することには抵抗があった（査読した偉い先生が読んだら怒るのではと思った……）。

　そんなあるとき、偶然だが神戸大学医学部の同窓会誌である神緑会学術誌をパラパラめくっていると学術論文の投稿規定があることに気づいた。「これだ！」と思い至り、上司に報告のうえささっと投稿してみた。すると、わざわざ事務局の方から「（同窓会）会長がしっかりとした学術論文なので、学会誌とかに投稿したほうがいいのではないかと言っているのですが、本当に神緑会誌に掲載させていただいてもよろしいのでしょうか」というお伺いの電話が勤務先にかかってきた。「このような事情で学術誌にはまず採択されないと思いますから、是非神緑会誌に掲載してください」とお願いし、無事に採択された。本誌は扱い的には「査読なし」雑誌ではあるが、研究費の報告書の観点からも論文の形で世に残すことができたのは本当によかったと考えている。

あとがき

　本研究（論文）は、私にとって初めてリバイスに引っかかったにもかかわらず自ら再投稿を断念した研究でした。当時から現在に至るま

で、私の論文投稿に関する座右の銘は「リバイスを指示された場合、全身全霊で査読者の要望に応えて（言われるがまま指示に従って）、アクセプトを目指す」というものです。というのは、基本的にリバイスを指示されるということは指摘部分を修正しさえすれば採択してもよいというサインであり、論文修正に要する労力は無駄にならない可能性が高いからです。論文投稿において最も徒労を感じるポイントは、必要だろうと思って加えたデータや考察が、査読者によって「不要である」とか「言い過ぎである」と指摘されて削除を求められる場合で、当該箇所作成に要した時間はただの無駄だったということになってしまいます。リバイスを指示してきた査読者の意見が気に入らないからといって、次の雑誌に投稿した場合に一発リジェクトとならない保証はどこにもありませんので、大概のことは目をつぶって査読者の意見に従うというのが労力を無駄にしない観点からは最善手であると考えるのです。

しかしながら、本論文の査読者の指示というのは全くの別論文を一本仕上げるくらいの労力を要する作業であり、また指示通りのデータを加えた場合に論文の結論が大きく変わる可能性が高く、結果的に元論文が跡形もなくなるのではないかという印象がありました。いろいろ考えて苦渋の決断で再投稿を諦めたのですが、今振り返ると結局これは「Major Revision（大幅修正）」の名を借りた「Reject（不採択）」だったのかなと思います。

私自身、査読をする際には、自分個人の判断で見る人が見れば価値があるかもしれない論文を不採択にするのは気が引けるので、基本的には Reject の判定は返さずに、問題点がたくさんある論文はそれらすべての問題を修正すれば採択可能という意味の Major Revision の判定で返すことにしています。ただ、実際にはそのように多くの修正を要する論文というのは最終的に Editor レベルで不採択の判断となることが多いです。本研究の査読者も、本気で修正してくるとは思っていなかったのではないかなと、今となっては思っています。

筆者の大学院時代の仕事を
大学院生の専門医要件に転用した仕事

芦名満理子, 藤岡一路ほか. 重症 small for gestational age 児における尿道下裂合併症例とその出生時臨床像の検討. 小児科臨床. 71 (2), 2018, 180-4.

要約　**背景**：妊娠早期の胎盤機能不全は胎盤由来 human chorionic gonadotropin (hCG) 分泌不全の結果、児に尿道下裂を発症することが示唆されている。

目的：Severe SGA 児における尿道下裂の発症割合と出生時の臨床像を明らかにすること。

対象・方法：2004 年 1 月から 2009 年 9 月までの期間に神戸大学医学部附属病院に入院した新生児のうち、出生時の身長または体重が－2SD 未満の severe SGA の男児 61 例を対象とし、後方視的に検討した。

結果：Severe SGA 児 61 例中 9 例（15%）に尿道下裂を認めた。尿道下裂群（n=9）と対照群（n=52）に分け、その出生時臨床像を比較検討すると、重症仮死の割合（44.4% vs. 11.5%、p=0.01）が尿道下裂群で有意に多かった。

考察：Severe SGA 児が尿道下裂を発症する割合は 15%と高頻度であった。Severe SGA 児のうち尿道下裂合併例では、重症新生児仮死の頻度が高く、胎盤機能不全の影響が示唆された。

研究の経緯

はじめに

　大学院時代に前述の経緯で smalll for gestational age（SGA）に関する後方視的検討をいろいろ試みていた。SGA 児のカルテからデータをまとめている過程で、SGA 男児に尿道下裂という外陰部の奇形を合併する症例が多いことに気づいた。過去の報告などを調べてみると、妊娠早期の胎盤機能不全は子宮内胎児発育不全（intrauterine growth restriction：IUGR）の原因となり SGA 児の出生と強く関連する一方で、胎児期の男性外性器形成に重要な役割を果たす胎盤由来 hCG 分泌不全をきたす結果、尿道下裂の発症にも関連することが示唆されていた。そのため、重度の胎盤機能不全が予測される severe SGA 児に尿道下裂の合併が多いと考えられるが、severe SGA 児における尿道下裂の合併症例やその出生時臨床像をまとめた報告は乏しかった。

　そこで、前出の出生時の身長または体重が在胎週数相当の－2SD 未満の severe SGA 男児のデータを転用して、尿道下裂合併例と非合併例に分けて出生時臨床像を検討してみた。

　結果として、severe SGA 児 61 例中 9 例（15％）に尿道下裂を認めること、尿道下裂群（n=9）と対照群（n=52）に分けて検討した場合、重症仮死の割合（44.4％ vs.11.5％、p=0.01）が尿道下裂群で有意に多いことを明らかにした。以上より、胎盤機能不全が存在すると、胎盤での栄養素・ガス交換の障害の結果、severe IUGR に至ることは周知であるが、同時に、妊娠早期からの胎盤由来 hCG の供給低下により、尿道下裂が発症し、妊娠後期の胎盤機能不全により重症仮死が生じ得るという考察を加えて、全国学会で発表[1]した（**図**）。

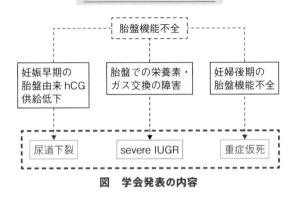

我々の推測する病態について

胎盤機能不全

| 妊娠早期の胎盤由来 hCG 供給低下 | 胎盤での栄養素・ガス交換の障害 | 妊婦後期の胎盤機能不全 |

| 尿道下裂 | severe IUGR | 重症仮死 |

図　学会発表の内容

　ただし、学会発表準備の過程で、より大規模な海外における既報[2]の存在を確認したことと、本検討の対象は出生時体格のみに基づいたSGA 児であるため IUGR を主張するためには産婦人科の胎児エコーに基づく胎児発育データの解析が必要であることに気づいた。テーマ自体にそれほどの新規性もなく、査読に耐え得る論文とするには更なる労力の投入が必要な状態であったため、そこまでの価値はないと判断して一旦お蔵入りを選択することにした（個人的にはそのまま商業誌に投稿したいところではあったが、それまでに既に複数回教授から他の論文の商業誌への投稿を止められた経緯があり、さすがに言い出す気にはなれなかった）。

転機

　本論文に転機が訪れたのは、学会発表から 7 年以上経過した 2017年の春のことであった。筆者は留学から帰局後 1 年間の基礎研究専念期間を終え、ようやく新生児グループのナンバー2 として臨床現場に復帰することになった。幸い新生児グループにも関連病院での研修を終えた数人の大学院生が加入してくれることになり、当時は筆者も

指導者としてやる気に満ちていた。そんな4月の2週目に、卒後6年目の大学院1年生であるA先生に「そう言えば、専門医試験の準備はちゃんとやってるんか」と何気なく聞いてみたところ、「学会誌に投稿中の論文の査読結果がまだ返ってきてなくて、論文が足りないので多分受験は来年になると思います」と言い出した。筆者は、専門医とか学位とかは可能な限り早く取るほうがいいと考えている派だったので、「いや、それはあかんやろ」と一蹴した。その時点から何とか間に合う論文はないかと思考を張り巡らし、お蔵入りになっていた本研究のことを思い出した。その日のうちにA先生に学会発表データと書きかけていた論文の草稿を送りつけて、夜通しやり取りを繰り返して翌日8日には何とか形になるものができあがった。同日のうちに、新生児グループの責任者のM先生にA先生の専門医受験資格の兼ね合いで本論文を急ぎで商業誌に出したい旨を相談した。すると、「もったいないような気がするけど（英語にしといたほうが……）」とは言われたが、最終的に任せてもらえた。そこで、これはプレリミナリースタディであり、今後この論文を元にして倫理委員会を通したうえで多施設研究を計画しますと説明し、最後の教授との交渉に向かった。教授から英語にしろと言われたらどちらにしてもアウトであり、可能性は五分五分くらいかなと感じていたが、先述の多施設研究の前段階という説明がよかったのか、あっさりと投稿の許諾が得られた。

　そのような経緯で、週明けの4月10日には商業誌に無事投稿することがかない、4月27日に査読結果が返ってきた。内容としては、考察の追加と、10年以上前のデータを用いた解析であることの説明を求められただけであったため（それは聞かれて当然だなと思った）、速やかに回答を作成し4月28日に再投稿した。編集長へのレターに専門医受験資格のためにできるだけ早く採択通知が必要である旨を追

記しておいたら、5月12日に4月28日付で採択したとの連絡が届いた。A先生は同年無事に小児科専門医を取得され、現在も気鋭の若手新生児科医としてご活躍中である。没ネタが成仏し、人の役にも立って一石二鳥だなと思った研究である。

あとがき

　当時、私はその場の思いつきで本論文に基づき多施設研究を始めると口走っていましたが、A先生が律儀に倫理委員会の申請と多施設データのまとめを行ってくれたので、後日本当に多施設共同の後方視的研究として論文[3]が英文誌にアクセプトされました。しかしながら、症例数を500以上に増やした結果、severe SGA 児における尿道下裂の頻度は 6.4%（34/531）まで低下してしまい、重症仮死の割合にも有意差は認めなくなっていました。単一施設における後方視的研究の限界をまざまざと実感しました。

1）藤岡一路ほか. 重症子宮内胎児発育不全児における尿道下裂合併症例とその出生時臨床像の検討（会議録）. 日本未熟児新生児学会雑誌. 22(3), 2010, 553.

2）Hussain N, et al. Hypospadias and early gestation growth restriction in infants. Pediatrics. 109 (3), 2002, 473-8.

3）Ashina M, Fujioka K, et al. Incidence of hypospadias in severe small-for-gestational-age infants: A multicenter Asian population study. Pediatr Neonatol. 61(5), 2020, 548-50.

大学院基礎研究時代の負の遺産を
10 年越しに成仏させた研究

Fujioka K, et al. DNA methylation of the Rtl1 promoter in the placentas with fetal growth restriction. Pediatr Neonatol. 60(5), 2019, 512-6.

要約　当院に入院した出生体重−2SD以下のSGA児、−3SD 以下の severe SGA 児、および AGA 児の胎盤から DNA を抽出し、胎盤形成遺伝子 Retrotransposon-like 1 (Rt11) のプロモーター領域の IG-DMR のうち、CG4（82、275、42~82、275、737bp）領域を対象とし、同領域内の 5ヵ所の CpG サイトの メチル化率を Pyrosequencing 法により決定した。さらに、AGA 群 の平均メチル化率± 2SD から高メチル化（> 75.5%）、低メチル化 < 45.6%）を定義し、3 群で比較した。CpG # 1~5 の平均メチル 化率（AGA 59%、SGA 60%、severe SGA 63%）に差はなかっ た。一方、CpG # 1 においてメチル化異常（高／低メチル化）を呈 した割合は、AGA 0%、SGA 36%、severe SGA 71% と、severe SGA 群で有意に高かった。

研究の経緯

　大学院時代、前述の SGA 研究の根幹として、上司のアイデアである IUGR 胎盤における胎盤形成遺伝子の発現に関する研究[1] に取り組んだ。背景として 2009 年当時、レトロトランスポゾン由来の遺伝子 （retrotransposon-like 1：*Rtl1*）が、胎盤内の胎児 - 母体間の毛細血

管を形成する上で重要な役割を担っていることが明らかにされ[2]、その異常がIUGR発症の新たな原因として注目されていた。ここから少し難しい話になるが、*Rtl1*はインプリンティング遺伝子（父親由来または母親由来のうち一方の対立遺伝子だけが発現する遺伝子座）であり、父親由来遺伝子が*Rtl1*蛋白を発現し、母親由来遺伝子は、*Rtl1*の発現を抑制する。興味深いことに、父親由来*Rtl1*遺伝子ノックアウトマウス（Pat-KO〔*Rtl1*欠損モデル〕）では、胎児は子宮内死亡や発育不全をきたし、また胎盤重量も小さくなることがわかっていた。そこで、ヒトにおいても胎盤における*Rtl1*の働きが十分でない場合に、胎盤臍帯因子を原因とするようなヒトIUGR（SGA）を発症するのではないかと着想した。そこで、以下の仮説・計画の元、臨床サンプルを収集し、基礎的実験を行うことになった。

【仮説】
　ヒトIUGR（SGA）児においては、正常児と比較して胎盤の*Rtl1*発現が低下している。
【計画】
1. ヒト胎盤検体からのRNA抽出（SGA児：30検体、非SGA児：20検体）
2. 上記RNAを用いた定量PCR（RT-PCR）により*Rtl1*の遺伝子発現量を比較検討する。

　当時の私は、基礎研究の素養は皆無であったが、上司が研究費は自由に使ってよいからと全面的なサポートを約束してくれたこともあり、何とかなるだろうと考え、とりあえずサンプル収集に取り組んだ。上記研究の倫理委員会承認、および臨床検体の研究目的使用の同意書類

の整備などの事務手続きは上司がつつがなくこなしてくれ、目標とする胎盤サンプルも臨床専任期間の大学院2年生までの間に集めきることができた。

　また、幸運なことに、私自身も同プロジェクトの内容で学内グラントに採択されたため、教授の勧めもあり胎盤サンプルからのDNA・RNAの抽出は研究費を使って受託検査会社に外注することになった。上記のステップ1を自動的にスキップできた形となり、手技に不安のあった私は大変喜んだ記憶がある……。

　次いで、いよいよステップ2の遺伝子発現の定量にかかったが、ここからが全然うまくいかなかった。遺伝部門の留学生に教えてもらいながら取り組んだが、完全な初心者であったため、まずコントロールとしてのハウスキーピング遺伝子のバンドを一定に出すことに苦労した。目的遺伝子（*Rtl1*）の定量となると、バンドが出たり出なかったりの連続であった。条件を変えたり、試薬を変えたり、という試行錯誤を数ヵ月にわたり繰り返したがどうしてもうまくいかず、教授から使用しているRNAが劣化している可能性があるため、クオリティを確認してみるように指示が出た。結果を**図1・2**に示すが、用いたRNAサンプルは完全に劣化しており、粉々に断片化していることがわかった。胎盤の保存方法についての指摘を受けて検討した結果、臨床現場ではdeep freezerに入れるまでの数時間にわたって胎盤が常温で放置されていることがあったが、2時間程度の放置により明らかにRNAのintegrityが低下することが確認できた（この実験だけはすごくきれいな実験結果を得ることができた……）。

　即ち、この時点で3年間かけて取り組んできた仕事が、霧散したことが確定した。正直これが大学院4年生の終わりであれば「散々な研究生活だったなー」という感じですっきりと基礎研究から足を洗

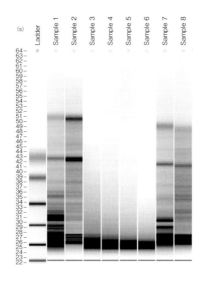

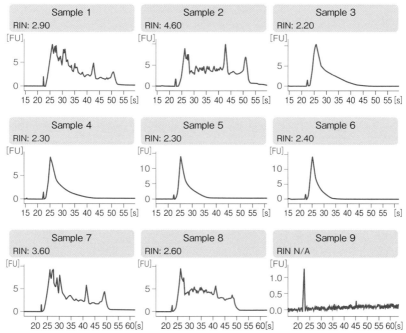

図 1　胎盤由来 RNA integrity の結果

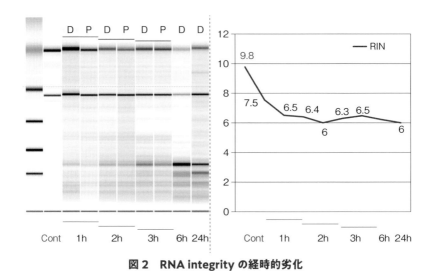

図 2　RNA integrity の経時的劣化

うことができたはずだが、当時は 3 年生の終わりで、まだあと 1 年間の基礎研究期間が残されていた。

　何かしないといけないということで、受託検査で RNA と一緒に抽出しておいた DNA を用いた実験をすることにした（DNA は劣化しにくいことは、その時点になりようやく学んでいた……）。試行錯誤の 1 年間を通じて、胎盤形成遺伝子 *Rtl1* についてはそれなりに理解が深まっており、当該遺伝子はプロモーター領域の DNA メチル化を介した epigenetic 変化により発現制御されることがわかっていた。そこで、新たに以下の仮説を立て、研究を継続することになった。

【仮説】
　ヒト IUGR（SGA）児においては、正常児と比較して胎盤の *Rtl1* プロモーター領域の DNA メチル化率が異なる。

ただ、「実験医学」などの参考書を読み漁って勉強したものの、DNAメチル化解析というのは先のRT-PCRと比較しても圧倒的に難易度の高い手法であり、RT-PCRさえまともにできなかった自分には、ちょっとどうやって手をつけたものかという状態であった。そこで再度発想を転換し、指定の領域のDNAメチル化解析を受託解析として請負ってくれる検査会社を探し、依頼することにした。幸いなことに、本プロジェクトで科研費に採択されていたこともあり[3]、先の学内グラントに加えて、上司の研究費も合算してもらい、合計30症例分のサンプルにつき、目的領域の5箇所のCpGサイトについてメチル化率を測定することができた（1サンプルにつき○○万円とか目玉が飛び出るくらいの値段設定だった）。

　しかしながら、そこまでお金をかけた実験にもかかわらず、IUGR群と対照群において5ヵ所すべてのCpGサイトで平均メチル化率に有意差を認めなかった。また、全体のメチル化率に関しても差を認めず、科研費の報告書には「Rtl1プロモーター領域のDNAメチル化異常とヒトのIUGR発症との関連は認めなかった」と報告することになった。曲がりなりにもいただいた研究費に対して報告書を作成できたことには満足したが、4年近くの歳月を費やして学会発表一つできなかった研究というのは自分史上最大の没ネタとして大きな徒労感を抱き続けることになった。

留学からの帰国後に訪れた転機……

　本研究に転機が訪れたのは、5年以上経過した2017年のことである。当時、私は留学から帰国後で、これといった実験の進捗もなく時間が有り余っていたため、過去のデータをいろいろ見返して何とか再活用できないかを目論んでいた。そんな折、同年の全国学会（日本周

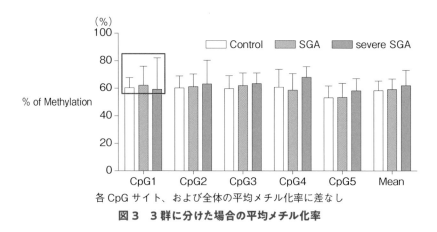

各 CpG サイト、および全体の平均メチル化率に差なし

図3　3群に分けた場合の平均メチル化率

産期・新生児医学会）において、「SGA 児の長期予後」というミニシンポジウムが企画され、発表演題が公募されることを知った。そこで眠っていた前述の SGA 胎盤のメチル化解析の生データを引っ張り出して、いろいろ切り口を変えて検討してみることにした。すると、対象を AGA 群、出生体重−2SD 以下の SGA 群、−3SD 以下の severe SGA 群の3群に分けて検討した場合、CpG ♯ 1～5 の平均メチル化率（AGA 59%、SGA 60%、severe SGA 63%）には差がなかったが、CpG ♯ 1 においては severe SGA ＞ SGA ＞ AGA の順にメチル化率の standard deviation が大きくなっていること（振れ幅が大きいこと）に気づいた（図3）。そこで、AGA 群の平均メチル化率±2SD から高メチル化（＞ 75.5%）、低メチル化（＜ 45.6%）を定義したところ、CpG ♯ 1 においてメチル化異常（高／低メチル化）を呈した割合は、AGA 0%、SGA 36%、severe SGA 71% と、severe SGA 群で有意に高いことがわかった。

　単なる数字のマジックにも感じたが、メチル化が過剰でも過小でもよくないという理屈で演題を登録すると、無事にミニシンポジウムの

演者として採択された。その後、同様の論旨で、英文学術誌に投稿したところ、無事に採択され、研究開始後10年越しに、当初の仮説とは全く異なる形で労力を回収することに成功した。没ネタとして一旦お蔵入りしても、いつまでも好機到来を待ち続けるというのが大事なのだろうと改めて思った。

あとがき

　後方視的研究とは関係ないが、本研究からの最も大きな学びは、受託検査会社に抽出を依頼したRNAが使い物にならないクオリティだったということです。そもそも、自分が提供したサンプルが劣化していたことが原因であるため検査会社を責めるつもりは一切ないのですが、お金を払って第三者にやってもらった仕事であるからという理由でRNAには問題がないものと決めつけ、実験がうまくいかない理由として最後まで疑わなかったことが労力のロスを増大させました。即ち、自分が（理解）できないことを他人がやってくれたからといって、それが必ずしも正しくなされているとは限らないということをキモに命じる必要があるということです。

　この一件を機に、私は人（主に大学院生）に調べてもらったデータや、英文校正後の論文についても、ミスがある可能性があるのではないかと考えてチェックしなおす癖がつき、結果的にいろいろ役立っているように思います。

1）森岡一朗. 子宮内胎児発育遅延の発症における胎盤形成遺伝子の関与に関する研究. 科学研究費助成事業 若手研究B. 2009-2010年度.

2）Sekita Y, et al. Role of retrotransposon-derived imprinted gene, Rtl1, in the feto-maternal interface of mouse placenta. Nat Genet. 40(2), 2008, 243-8.

3）藤岡一路. 子宮内胎児発育遅延児の胎盤形成遺伝子(Rtl1)メチル化異常に関する研究. 科学研究費助成事業 若手研究B. 2011-2012年度.

英文誌は厳しいだろうと和文誌に投稿したら、思わぬ大当たりでびっくりした論文

藤岡一路ほか. 日本人 small-for-gestational age 児における血管内皮増殖因子遺伝子多型の関与の検討. 日本未熟児新生児学会雑誌. 25（2）, 2013, 231-6.

要約

背景：血管内皮増殖因子（vascular endothelial growth factor：VEGF）は、胎生期の血管形成や胎盤血管形成において重要な役割を果たしている。その VEGF 遺伝子多型は種々の周産期の疾患への関与が報告されているが、SGA 児への関与については明らかではない。

対象・方法：神戸大学病院周産母子センターに入院した初産の新生児のうち、出生体重が在胎週数の平均の発育より$-1.5SD$を下回った児 41 例を SGA 群、在胎週数通りの発育を遂げた児 44 例を AGA 群とした。2 群間において、VEGF 遺伝子型を周産期背景因子と共に比較検討した。

結果：2 群間の周産期背景因子は、妊娠高血圧症候群の割合が SGA 群で有意に多かった。VEGF 遺伝子型のアリル頻度は、-1498T > C の T アリル頻度、-634C > G の C アリル頻度が SGA 群で有意に高かった。また、遺伝子型頻度は、-1498T > C の CC 型が SGA 群で有意に少なく、-634C > G の CC 型が SGA 群で有意に多かった。多変量解析の結果、妊娠高血圧症候群とともに -634C > G の CC 型が SGA の有意な危険因子であった。

結論：VEGF-634C > G の CC 型は、SGA の発症に関与している可能性がある。

研究の経緯

　前述の経緯で、RNA サンプルを用いた研究が頓挫した際、手元に残った DNA サンプルを用いて（受託検査会社で解析されたメチル化率測定とは別に）自分自身の手で何か研究ができないかと考えた。当時、小児科の腎や筋・代謝グループでは遺伝性疾患の遺伝子解析研究が盛んに行われていたため、残った DNA サンプルを用いて同様の遺伝子解析研究ができないかと着想した。しかし、何らかの遺伝性疾患が疑われる児を対象に遺伝学的検査を行っている彼らに対し、私のサンプルは単に通常より小さく生まれたというだけの赤ちゃんの DNA であり、そこから何らかの遺伝子異常を同定するというのは雲を掴む作業のようであり、すぐに諦めた（そもそもすべての個体が何ら遺伝子異常を有していなかった可能性のほうが高かったのではないかと考えている）。

　そこで、遺伝子多型解析の可能性に行き着いた。遺伝子多型とは一般に表現型に病的影響を与えない遺伝子の変異であり、人口の 1％以上の頻度で存在するもののことを言う。筆者が大学院生当時から疾患発症と関係する遺伝子多型が存在することも知られており、研究手法が簡便であるため比較的大規模な研究も既に発表されていた。ちょうど筆者の医局の先輩の Y 先生が、未熟児網膜症という新生児疾患と、VEGF 遺伝子多型の関連についての研究[1] を行っておられたので、同様のアプローチで SGA についても研究できるのではないかと短絡的に考えた。

　方法の詳細は省くが、遺伝子多型解析は延々と PCR を繰り返して 1 例 1 例の遺伝子型を同定するというまさに単純作業であったが、自分は何か手を動かしているほうが働いている実感が得られるタイプで

あったため、不毛な基礎研究期間のよい時間つぶしであった。ところが、ほぼ全体の6割ほどの遺伝子型を決定し、学会発表の構想を練っていたところ、本実験の根本的な問題に気づいた。それは、胎盤は母体由来の基底脱落膜と胎児由来の絨毛からなっているため、胎盤胎児面由来のDNAはほぼ児由来と考えられるが、一部母体成分が混入している可能性があるということだった。つまり、本研究で用いた胎盤から抽出したDNAは児の由来だとは断定できず、サンプル1の解析結果は児由来であり、サンプル2の解析結果は母由来であるというような由来が混在する可能性が否定できなかった（研究手法の問題）。

結局、自分ですべてやり直すことに……

これは詰んでしまったと思ったが、いろいろ調べると胎盤ではなく臍帯から抽出したDNAであればほぼ完璧に児由来であることが担保されるということがわかり、受託会社から返ってきた残余胎盤サンプルの臍帯部分を切離し、自分の手で一からDNAの再抽出を行うことにした（結局、二度手間になった）。結果的に、胎盤由来DNAと臍帯由来DNAの遺伝子多型解析結果はほとんど一致していたが、何とか自分自身納得できる結果を得ることができた。また、前出のY先生の解析済みのデータもいただき、両群の患者数が同程度となる出生体重−1.5SD未満を基準として、SGAとそれ以外に分け、アリル頻度を比較検討した。

残念ながら結果は、すべて「有意差なし」であった。またP値が0.1を下回るものもなく、完全にIUGR発症へのVEGF遺伝子多型の関与はなさそうであった。しかし、労力を何とか回収しないといけないと考え（後方視的研究は有意差を探す作業と割り切り……）、いろ

いろな切り口でサブ解析を行ってみた（SGA の定義を−2SD、−10パーセンタイルに変更したり、対象を在胎 28 週以下、32 週以下に限定したりしてみたが、すべて有意差なしであった）。唯一、対象を初産母体からの出生児（第 2 子以降の児を除く）に限定した場合に、2 つの遺伝子多型において SGA 群と対照群でアリル頻度に差がつくことがわかった（**表1・2**）。

　そのまま推し進めるしかないため、最終的に予定していた 6 個の遺伝子多型解析を終了し、「初産母体から出生した−1.5SD 未満の IUGR 児」というかなりトリッキーな対象のみをターゲットにして、何とか学会発表[2] にまでこぎつけた。

　上記のような顛末であったため、普遍的な真理とは信じがたく、英語論文化はほぼ不可能と考え、和文学会誌への投稿を検討した。当時、私は既に大学を離れていたが上司の M 先生がうまく計らってくれたため、教授から日本語での投稿許可がすんなりと下り、わりとあっさ

表1　Total analysis：Allele frequency

VEGF genotype	Cont ≧ −1.5SD	IUGR < −1.5SD	P value
-1498T > C （TC+CC/Total）	54/98	40/88	0.19
-634C > G （CG+GG/Total）	84/98	68/88	0.14
936C > T （CT + TT/Total）	36/96	37/88	0.53
1612G > A （GA+AA/Total）	20/98	22/88	0.45

No significant difference were found in the alleles.
→ Subanalysis？

表2　Sub analysis：in Primiparous cases Allele frequency

VEGF	Allele	Cont	IUGR	P value
-1498T＞C	T allele	60/88	68/82	0.03
	C allele	28/88	14/82	0.03
-634C＞G	C allele	31/88	43/82	0.02
	G allele	57/88	39/82	0.02
936C＞T	C allele	67/84	63/82	0.65
	T allele	17/84	19/82	0.65
1612G＞A	G allele	74/88	74/82	0.23
	A allele	14/88	8/82	0.23

Allele frequency of T in − 1498T/C and C in − 634C/G
are significantly higher in IUGR.

り投稿できた。自分としてはツッコミどころ満載の論文であったが、研究デザインや遺伝子解析に関する手技については査読者からの追求はあまりなかった。初産母体からの出生児に限った理由を問われると答えに窮すると考え、前もって自ら以下のような limitation を挙げておいたが、その点への言及もなかった。

　本検討にはいくつかの解決すべき問題点が含まれている。第1に、経産回数を重ねることによる出生体重低下の影響を調整する目的で、対象を初産婦からの出生児に絞ったため、十分な症例数を確保することができなかった。より多数例を用いた前方視的検討による確認が必要であると考える。

自分自身、結果に何となく釈然としない中でも、没ネタをとりあえず回収したという実感はあったが、受託会社で抽出したDNAが使用

できないことが前もってわかっていればそもそも手を出さなかった案件であり、開始前に最低限の下調べが必要であると痛感した。

その後

本研究を通じて実験手法は確立できたため、2匹目のドジョウを狙って、今度は成人領域で心血管合併症との関連が明らかになっているレニン・アンジオテンシン系遺伝子多型（ACE rs4340（I/D）、AGT rs699（C＞T）、AGTR1 rs5186（A＞C））のSGA発症への関与を検討した。こちらの結果も極めてnegativeに近かったが、唯一アンジオテンシノーゲン遺伝子rs699多型においてTT多型がSGA児に多いという結果を得た。遺伝子頻度の事実以外の発見はなかったが、同じ流れで和文学会誌[3]に投稿・採択された。

ここで伝えたいのは、本検討では複雑なサブ解析をしないでも一応有意差が出たため、症例の取捨選択を行っておらず、N数が先の検討より大幅に増えている点である。没ネタ（negative data）をよりよく見せるためには（回収するためには）、ストーリーの組み換えが必要になることがあり、著者のスタンスから一貫性が失われているパターンの典型例として提示させていただいた。

なお、いろいろ検討する過程で、疾患と遺伝子多型に本当に関連があるのではないかと思わせられる組み合わせも見つかった（新生児慢性肺疾患とVEGF遺伝子多型）。この内容については、非没ネタとして、国際学術誌に投稿[4]し、アクセプトされている（……が、本書の趣旨とは異なるため解説はしない）。

あとがき

　本研究は学術的な仮説を検証する基礎的研究の観点からすると完全なハズレでしたが、臨床的な後方視的解析と割り切って、有意差が出る切り口は何かという観点からサブ解析を行い、日本語で論文化しました。多少の満足感はありましたが、「当て物じゃないのだから多型解析はもうやりたくないな」という気持ちを抱くに至りました。

　しかし、発表から約1年後の2014年の春に、本論文が2013年度の日本未熟児新生児学会会長賞に選出されたという連絡を受けました。内容的に厳しいと考え、あえて和文学会誌への投稿を選択しましたが、想定外に高評価された形です。改めて、どんな形であれ論文として発表することが重要なのだと実感しました。ただし、本結果が独り歩きするのはやはり問題だろうと考え、受賞講演の結語は以下のような玉虫色の結びとなっています。

　VEGF遺伝子多型は新生児疾患発症に関与している可能性がある。新生児疾患発症に関して単一の遺伝的素因で説明するのは困難であり、環境要因も含め総合的に理解する必要がある。

1）Yagi M, et al. VEGF 936C>T is predictive of threshold retinopathy of prematurity in Japanese infants with a 30-week gestational age or less. Res Rep Neonatol. 1(1), 2011, 5.

2）藤岡一路ほか. 子宮内胎児発育遅延とVEGF遺伝子型の関連（会議録）. 日本未熟児新生児学会雑誌. 23（3）, 2011, 587.

3）藤岡一路ほか. 日本人Small-for-gestational age児におけるレニン・アンジオテンシン系遺伝子多型の関与の検討. 日本未熟児新生児学会雑誌. 26(1), 2014, 153-9.

4）Fujioka K, et al. Association of a vascular endothelial growth factor polymorphism with the development of bronchopulmonary dysplasia in Japanese premature newborns. Sci Rep. 4(1), 2014, 4459.

仮説を書き換えて論文化にこぎつけた
学位論文

Fujioka K, et al. Renin is activated in monochorionic diamniotic twins with birthweight discordance who do not have twin-to-twin transfusion syndrome. J Perinatol. 32 (7), 2012, 514-9.

要約　　一絨毛膜二羊膜性（monochorionic diamniotic：MD）双胎の2児間の体重差とRAA系ホルモンの関連を明らかにすることを目的に、2006年4月から2009年3月までの3年間に神戸大学医学部附属病院周産母子センターで出生したMD双胎20組と二絨毛膜性（dichorionic diamniotic：DD）双胎32組を対象として臍帯血中のレニン活性、血清アルドステロンを測定した。これらMD双胎、DD双胎を各々出生時の体重差（discordant rate：DR）7.5%を基準に、体重差小（小）群：DR ≦ 7.5%、体重差大（大）群：DR > 7.5%の2群に分け比較検討した。

　結果は、MD双胎（小群30例、大群26例）においては、レニンは大群で有意に上昇していた。一方、DD双胎（小群30例、大群34例）では、レニン、アルドステロンに2群間で差を認めなかった。

　結論として、MD双胎では7.5%以上の双胎間体重差がある場合、RAA系ホルモンが亢進している。

研究の経緯

　一般に、双胎妊娠は、MD双胎（一般に一卵性と呼ばれる双胎：遺

125

伝的に同一であり、顔がよく似ている）と DD 双胎（一般に二卵性と呼ばれる双胎：遺伝的に異なり、性別さえ異なることがある）に大別される。MD 双胎は 2 児が胎盤を共有しており、共有胎盤を介して両児の臍帯血管が吻合することがわかっており、その結果双胎間で血流のやりとりが生じる。この血流の流れが一方向に偏った場合に、受血児が多血・心不全、供血児が貧血・腎不全をきたす双胎間輸血症候群（twin-twin transfusion syndrome：TTTS）が発症する。一方、DD 双胎は 2 児が各々独自の胎盤を有するためこのような事態は生じ得ない。

　筆者が大学院に入学した当時もなお、MD 双胎の TTTS は周産期医療における重要な合併症であり、予後不良の原因であった。TTTS の病態として、受血児の循環血液量増加および供血児の循環血液量低下が知られてきたが、当時新たな機序として、供血児の腎臓において循環血液量低下により反応性に分泌されたレニン・アンジオテンシン・アルドステロン（renin-angiotensin-aldosterone：RAA）系ホルモンが、胎盤血管吻合を介してうっ血状態の受血児に移行して血管収縮作用を発揮してさらに病状を悪化させるという説が提唱されていた。それに着目した筆者の上司が、筆者が大学院に入学する以前の 2006 年から MD 双胎および正常対照としての DD 双胎の臍帯血の血管作動性ホルモン（レニン、アルドステロン、BNP、hANP）を前向きに測定する臨床研究を開始していた。仮説は以下の通りであった。

　仮説：*TTTS を発症した MD 双胎と発症しなかった MD 双胎では、RAA 系・NP 系ホルモンの値は TTTS 例でより高値をとるはずである。しかしながら、TTTS を発症した MD 双胎間、即ち、受血児と供血児の間ではすべて同程度のデータとなるはずである。また、TTTS を発症していない MD 双胎は、理論上 DD 双胎と変*

わらないため、"DD 双胎症例＝ MD 双胎の TTTS を発症しなかった症例＜ TTTS 症例"となるはずである。

前から動いていたプロジェクトに乗っかる!?

大学病院で勤務を開始した当初に、初めて MD 双胎例を担当した際に臍帯血を普通に廃棄してしまい先輩から注意され、「そんなルールは知らないし、あるなら教えてくださいよ」と若干揉めたことから、どういう経緯で双胎の臍帯血ホルモン測定が開始になったのかを調べ直し、臍帯血管を介して 2 児がつながっている MD 双胎でしか生じ得ないホルモンの移行という現象にとても興味をもった。筆者の着任時は本研究開始から既に 2 年が経過していたが、特に担当者もいないようであったためダメ元で上司に自分のテーマとしてやってみたいと伝えてみると、是非進めてくださいとあっさり担当に任命された。

そこでそれまで既に 2 年分の症例の蓄積があることから、過去症例のデータ・検査結果の収集を開始した。しかし、ここで大きな問題が発覚した。Positive control となるはずの TTTS 症例が 1 例もいなかったのである。前任地の加古川では年に数例は TTTS を経験していたのであるが、大学病院の立地する神戸市には総合周産期センターである小児病院が存在しており、重症な胎児疾患の多くが産科施設から小児病院へ搬送されていると知った。その後もう 1 年間症例の蓄積に励んだが、結局当該期間中 TTTS は 1 例も経験しなかった。つまり、仮説のうち残された部分は "DD 双胎症例＝ MD 双胎の TTTS を発症しなかった症例" だけになってしまった。また、結果は確かにすべての測定項目において DD 双胎と MD 双胎（TTTS 症例なし）において有意差を認めなかった。

　それだけではさすがに寂しいので、偶然測定していた単胎の臍帯血ホルモンデータ（**表**）も合わせて、"No Activation of the Renin-Angiotensin-Aldosterone And Natriuretic Peptide Systems in Monochorionic Diamniotic Twins Without Twin-to-Twin Transfusion Syndrome" という演題名で、2009 年のアメリカ小児科学会に演題を投稿したが、あえなく不採択であった。さすがに、症例数の少ない negative data はきついものだなと一人当直室で落ち込んでいると、当時病棟を離れていた当直明けの 3 年生の E 先輩が「双胎を体重差の大小で 2 群に分けて比較したらいいんとちゃうか」とアドバイスをくれた。当初の仮説と全然違うところに進んでいくなとは思ったが、物は試しと考えて両児の出生時の体重差から discordant rate（大児の体重−小児の体重 / 大児の体重× 100）を算出して、それに基づき 2 群に分けることにした。

　過去の報告を参照すると、discordant twin の基準としては 15％や25％が用いられていることが多かったが、それらの基準を採用して2 群に分けてもあまり面白いデータは出なかった。有意差が出るポイントをいろいろ探す過程で、DR 7.5％で体重差大（大）群と体重差小（小）群に分けると、2 群間の患者数の偏りもなく、臍帯血レニン活性にきれいな有意差が出ることがわかった（p ＜ 0.001）（**図**）。後で気づいたのであるが、その理由としては DR=7.6％で両児ともレニン

表　アメリカ小児科学会で不採択となった臍帯血ホルモンデータ

	MD twin (n=36)	DD twin (n=62)	Singleton (n=25)
Renin (ng/mL/hr)	7.9 ± 5.5	8.3 ± 6.0	9.8 ± 6.1
Aldosterone (pg/mL)	612.9 ± 282.3	674.5 ± 346.0	629.8 ± 283.0
hANP (pg/mL)	77.1 ± 66.1	60.1 ± 36.8	47.9 ± 24.4
BNP (pg/mL)	41.0 ± 45.2	35.9 ± 38.1	20.5 ± 12.4

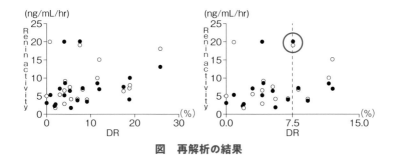

(ng/mL/hr)

Renin activity

DR

(%)

図　再解析の結果

活性が著明高値を示した2例が含まれていたからだと思われた……。

採択

　とにかく positive data をもって前進するしかないので、症例数を増やして上記の内容で 2010 年のアメリカ小児科学会に "Activation of the Renin-Angiotensin-Aldosterone Systems in Discordant Monochorionic Diamniotic Twins Without Twin-to-Twin Transfusion Syndrome" として演題を登録したところ、無事にポスターで採択された。前年にアドバイスをくれた E 先生には大変感謝した。

　その後は流れに乗って、英文学術誌に原著論文として投稿したが、リジェクトであった。とても意気消沈したが、査読者のうち2人がレニンと DR に相関があるのではないかというコメントをくれていたため、言われるがまま再解析してみた。すると、興味深いことに（両児が胎盤血管吻合でつながっている）MD 双胎では臍帯血レニンと DR は有意に相関する一方、（両児につながりのない）DD 双胎では相関を認めなかった。これは、病態生理の観点からも極めて納得いく結果であった。

　そのような訳で、当初の仮説と大きく異なる以下を結論として、英文学術誌に無事論文がアクセプトされ、学位を授与された。

結論：

① TTTS を発症していない MD 双胎において、体重差大群は体重差小群と比較して、レニン分泌が亢進している。

② MD 双胎において、discordant rate と臍帯血レニンに相関関係を認めたが、DD 双胎では認めなかった。

あとがき

　本研究に関して後から振り返ると、当初の仮説を証明したところで学術的意義および新規性がどれほどあるのかわかりませんでした。まさに本研究は、「仮説なきデータ蓄積から始まる研究デザイン」そのものですが、これは学会の教育プログラムで話すように依頼が来た際の私の講演[1]タイトルの副題でした。自分の仕事は「やっぱり周囲からそう思われているんだなー」と感慨深かったです（実際そうだと思っているので嫌な気持ちはありません）。

　結局、本没ネタが論文化できた大きな理由は、先輩の E 先生であったり、初回の投稿時リジェクトの判定を下してきた 2 人の査読者であったりの意見を、とりあえず無批判に取り入れた結果であると考えています。自分の信念なり仮説なりに凝り固まってしまうと、negative data は negative data でしかありませんが、いろいろな角度から眺めてみることでデータの新たな価値を見出し、結局より意義のある研究に昇華できる可能性があるというのが後方視的研究のよさではないかと思います。

1）藤岡一路. 後方視的研究の手法 裏技！仮説なしデータ蓄積から始まる研究デザイン（会議録）. 39（3）, 2018, 592.

スタンフォード大学の底力を感じた
圧巻の没ネタ回収術

Fujioka K, et al. Heme oxygenase-1 promoter polymorphisms and risk of spina bifida. Birth Defects Res A Clin Mol Teratol. 103（9）, 2015, 741-6.

要約　神経管閉鎖障害（neural tube defects：NTDs）の病因として、酸化ストレスの関与が注目されている。一方、抗酸化作用を有する酵素であるヘムオキシゲナーゼ -1（HO-1）には、2 つの機能的遺伝子多型が知られているが、それと NDTs 発症リスクに及ぼす影響を検討した報告はない。そこで、1990〜1999 年にカリフォルニア州で出生した 152 の NTDs と 148 の正常対照を対象に、HO-1 の GT repeat 多型と A（-413）T 多型の頻度を比較検討した。結果は、2 つの HO-1 遺伝子多型ともに、2 群間でその遺伝子型頻度に差を認めなかった。

研究の経緯

　筆者は 2013 年の 9 月から、かねてよりの希望がかなって米国スタンフォード大学でポスドク生活を開始した。日本では基礎的研究として遺伝子解析研究を少しかじったものの、前述までの経緯であまりうまく行かなかったため留学先では動物モデルを使った病態解析研究に従事したいと強く考えていた。そこで、前任者達がマウスモデルを用いた heme oxygenase（鉄代謝の律速段階酵素）の機能制御機構に

関する実験に従事していた当該ラボへの留学を希望していた。

　しかしながら、渡米当初は前任のポスドクの壊死性腸炎モデルに関する実験が佳境であり、研究室のボスもそちらにかかりきりで、これといったテーマも与えられず朝早くラボに出勤して（ボスが早起きのため）、昼の4時頃に自宅に帰るような生活を繰り返していた。渡米後1〜2ヵ月程度した頃、漸くボスからお声がかかり、小児科内の疫学グループが先天奇形の一つである神経管閉鎖障害（neural tubular defects：NTDs〔一般的には二分脊椎として知られる病気〕）の患者検体を保存しているから、それを使って heme oxygenase-1 の遺伝子多型の関与に関する研究を行ってはどうかと提案された。

　正直、大学院生時代の経験からもう遺伝子多型はやりたくないと思っていたのであるが、他に希望の仕事を与えられる要素もなさそうだったためとりあえず引き受けることにした。実験に関する経緯は私の医局の留学体験記[1]に詳述されているので割愛するが、やはり一筋縄では行かなかった。

転機

　それでも何とか、日本での経験も駆使して、152 の NTDs と 148 の正常対照について、2つの機能的 HO-1 遺伝子多型（〔GT〕n repeat と -413 A/T）の判定をやりきった。しかしながら、結果は例に漏れず完全に negative であった。当然いつものように有意差探しのためにありとあらゆるサブ解析を試みたが、全く有意なポイントを見出せなかった。私が今まで経験した中でも最高レベルの negative data だった。2014 年 3 月 6 日付の留学日記[1]にも、

　　渡米当初に初めて携わったプロジェクトのデータ解析を昨日終

了したのですが、残念ながら negative data でした。とりあえず、スタンフォード大学小児科の Pediatric Retreat という研究会に演題を出すことになりましたが、publish は厳しいかなという印象です。

と、白旗状態であることを告白していた。

　しかしながら、上司およびサンプルを提供してくれた疫学の教授と discussion したところ「有意差が出なかったのは、関係がないからではなくて NTDs は多因子疾患であり、HO-1 遺伝子多型は複数の因子の一つとして作用するからだ。母体の葉酸欠乏、肥満、糖尿病などの高度の酸化ストレス状態にある児が本多型を有する場合は、NTDs 発症リスクが増加するに違いない」という極めて強気なアドバイスをいただき、その方向で論文を作成することになった。実際に、論文の Discussion には、

Although we found no risk association between functional HO-1 polymorphisms and spina bifida, it is possible that HO-1 polymorphisms amplify NTD development only among vulnerable patients, who already under additional sources of oxidative damage, such as insufficient maternal folate intake, obesity, or diabetes. We did not have information on these potential oxidative stressors to assess this hypothesis.

　という一文が入っている……。

　Negative data にもかかわらず、関与の可能性を主張する論文というのが正直全く理解できなかったが、とりあえず投稿してよいという

ことだったので、言われるがままに論文をよりによってアメリカの先天異常学会の学会誌に投稿することになった。Editor kick になったら、次どこに投稿するように提案しようかと考えたりしていると、想定外に revision で結果が返ってきた。リバイスに引っかかるだけでも大ラッキーなうえに、「negative data であってもパブリッシュする意義はある」とまで書いてくれており、査読者の意見はかなり好意的で、多くの指摘は文章の改変で対応可能であった。ただ、下記の1点に関しては追加実験が必要であると思われた。

If the authors wanted to test the possibility that anti-oxidant defence genes are implicated in NTDs, then one would expect at least several such genes to be studied. Although HO-1 is highly inducible by oxidative stress, several other genes encode enzymes involved in redox homeostasis（GSH metabolism, phase-2 enzymes, pentose phosphate pathway, etc.）.

　要約すると、「抗酸化能に関連する遺伝子が関与すると主張するのであれば HO-1 以外の酸化ストレス関連遺伝子、特に redox homeostasis（酸化還元状態）に関する遺伝子多型も調べる必要があるのではないか」との指摘だった。これはまさにご指摘の通りといったところだったので、「すべては無理かもしれないが、残った DNA を使って、そのうち幾らかの遺伝子多型でも検討してみることは可能です」とボスに報告した。しかし、疫学の教授（責任著者）は「追加実験などする必要はない」と断言して、以下のような rebuttal letter が追記されてきた。

We agree that there are other genes that could certainly have been considered, especially those involved with redox homeostasis, but was beyond the scope of this manuscript, but we have incuded a statement in the Discusssion regarding redox status. However, given the dearth of new hypotheses that have been put forward about NTDs since the folic acid story 20 yrs ago, we endeavored to take a very specific look at a biologically-relevant gene with a modest sample size. Part of why a dearth of new ideas exists is a general lack of funding to take on more comprehensive approaches - i.e., no new ideas thus no new funding, no new funding, thus no new ideas. The current work was intended to be performed using a small amount of funds to stimulate other such activities and generate hypotheses around NTD etiologies.

全文翻訳は Google に任せますが、要点は「Redox 関連の遺伝子多型は大事かもしれないが、本研究の狙いからは外れている」「新たなアイデアが不足している理由の一部は、より包括的なアプローチを試みるための研究費が不足しているからである」「新たなアイデアが出てこないから資金が得られず、資金が得られないから新たなアイデアも世にでないのである」「だから本研究は不十分かもしれないが、世に出すべきである」というような流れかと思う。

その後

未だにこれ以上の rebuttal letter にお目にかかったことがないが、実験の追加をアドバイスされたのに資金がないという理由で拒む訳で

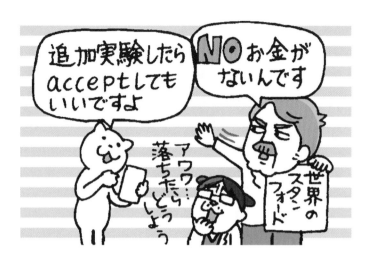

　ある。これにはさすがにラボのボス（直属の上司）も「これはあまり良くないのでは……」とぼやいていたが、論文は責任著者のものという原則からそのまま再投稿することになった。

　個人的には、努力すれば何とかなる努力をせずにみすみすリジェクトになったら滅茶苦茶もったいないな……と思っていたのであるが、なんとそのままアクセプトされてしまった!!! 我ながらアクセプトの通知が来て、うれしさより驚きが勝った論文は本論文だけである。

あとがき

　本研究については、未だによく論文化できたなとつくづく思っています。多分、日本から投稿したのであれば editor kick だったのではないかと思います。また、同時期に掲載されていた他の論文は明らかに本論文よりレベルが高い（真っ当な）研究論文であるように感じました。これに関しては、自分としても正直スタンフォードの力学としか思えず、そういうことは science の世界にもあるのだということを強く実感しました。

　一方、日本から投稿した論文がリジェクトされたときに、「えっ、なんでこんな論文がこんなよい雑誌に載ってるの」というような論文がアクセプトされていて落ち込むこともよくありますが、そもそも論文の掲載の可否というのはその研究のクオリティのみで決まるのではないのだと自分に言い聞かせるよい根拠になっています……。

1）藤岡一路. 藤岡先生のスタンフォード大学留学便り. 神戸大学大学院医学研究科内科系講座小児科学分野. https://www.med.kobe-u.ac.jp/pediat/research/report2.html（2021 年4 月 21 日閲覧）

（3）自験例を通じた感想

パターン化しにくい後方視的研究の没ネタ

　後方視的研究の没ネタを振り返ってみると、症例報告と比較してパターン化しにくいなという実感を持ちました。特に論文を投稿するようになった最初の頃は、査読者に対応不可能な指摘を受け袋小路にはまったような感覚になることが何度もありましたが、逆に言うと当時はしっかりとした査読者のコメントの想定と対策の準備ができていなかったのだなと思います。

　何度も厳しい査読に晒されるにつれて、徐々に自分が今扱っている後方視的研究の突っ込みどころ（欠点）に関する嗅覚が鋭くなってゆき、深入りする前に「この研究デザインでは、こういう指摘が来たら対応できないから、やっぱり研究に取り掛かる（カルテを繰る）のをやめておこう」というふるい分けができるようになってきたと感じています。

　一方で、最近は臨床上の疑問に基づいた問題解決型の研究というよりは、既に蓄積されている（または容易に収集可能な）データからどのような仮説であれば証明できるかという観点から後方視的研究に取り組むようになってしまっており、悪い言い方をすると臨床面での本質的な疑問が二の次になってしまっているのではないかと感じることもあります……。

功名心は最大の落とし穴

　ところで、若い頃は功名心に駆られて、誰しも１本でも多く筆頭著者の論文がほしいと思うものだと思います。かくいう筆者もそういった部類の一人であったことは否定しません。読者目線からすると、筆頭著者こそ論文の著者であり、論文著者として名前を覚えてもらえるのも多分圧倒的に筆頭著者だと思います。ただし、ある程度の立場（責任著者を任せてもらえるくらい）になってからもなお、可能な限りすべての論文で筆頭著者を目指そうとするのは、むしろ労力の有効活用の観点からは割に合わないのではないかと最近感じています。

　臨床研究テーマというのは、何らかの仮説を考えて（症例報告であれば何らかの症例を経験して）、詳細なデータを収集しながらその仮説を検証していくなかで形になってくるものだと思うのですが、筆頭著者の役割というのは主に後半の実証していく地道な作業にあると思います。私の経験上、職位が上がってくると十分な作業時間が確保できずに、自分が一番興味を持っている研究テーマにさえ十分な時間を割くことができず、面白いネタがそのまま年単位で塩漬け状態になることがあります。こういった場合に、仮に自分が捻り出したアイデアなりプレリミナリーデータであったとしても、若い先生にその後を丸投げすることで思いのほか短期間で完成することがあります。このようにすべてこなせば自分が筆頭著者としてそれなりの雑誌に掲載されることが予想されている研究テーマであっても、完成させられないことには絵に描いた餅です。結局、いつ完成させられるかわからないものを後生大事に抱え込むより、気前よく周囲に投げ与えて共著者としておこぼれをもらうほうが最終的なリターンとしては大きいのではないかと考えるのです。

これは「Publish or Perish」ほど大それたものではありませんが、「形にできない良ネタ」というのは結局単なる「没ネタ」なのではないかというコンセプトから来ています。

臨床研究の
Tips

Chapter 4

(1) 上司・同僚の承諾・協力が得られない パターンをもう一度本音で解説する

共著者の許諾に関する問題

　現在まで、自ら経験した実例を登場人物がぎりぎり特定できない範囲で本音とともに解説してきたつもりですが、上司・同僚の承諾・協力が得られないパターンを当事者の説明不足と断定してしまい、本当に自分が丁寧に対応すれば論文投稿に到れるのかの真偽について少しモヤモヤした読後感になっていないかというのを危惧しています。また、突っ込んだ解説を書いているとされる How To 本の中には、共著者の承諾・協力を得られない原因の多くを、筆頭著者がどんどん業績を上げることへの嫉妬や、共著者の単純な怠惰に起因するとしているものも見受けられます。

指導医の日常について理解する

　私個人の経験からすると、基本的に論文共著の問題で「律速段階」になる対象はほぼほぼ上司である一方、自分が上司から嫉妬されていると感じたことはありません。実際、自分が若手医師を指導する立場になっても部下の業績がどんどん出ることは、自分の指導者としての評価の向上に直結するため、それによって自分の立場が悪くなることはまずないように思います。

　あるとすれば仕事の優先順位の問題で、上司が部下の論文のチェックに十分な時間を割くことができないパターンだと思います。これは

言い訳になりますが、年齢を重ねた指導医というのは若いうちには見えていなかったようなさまざまな仕事が降りかかってくるものです。特によくわからないエクセルの入力のような事務仕事が結構な頻度で事務方や他施設（特に全国アンケート調査！　私も全国の施設にお願いした経験があるので人のことは言えないのですが……）から矢継ぎ早に送られてくるので私自身もこういう仕事をしたかったわけではないけどなと若干辟易しています。

　また、医療従事者・医療従事者間、医療従事者・患者間の些細なトラブルの仲裁なども最終的に指導医の仕事ですし、中間管理職の私は私で時には直接の上司（主任教授）や、雇用主（病院長）などから教育的な指導をいただくこともあるので決して怠惰で何もしていないわけでもありません。正直、部下の論文をチェックするほうが何倍も楽しいと思うこともあります。基本的に指導医が学会発表なり論文作成の「律速段階」になりがちなのは、若手医師は診療・学術活動にエフォートの多くを割けるのに対して、指導医はそれに加えて管理業務のウェイトが大きく、学術活動に割けるエフォートに差があるからではないのかなと思っています。

指導医に気持ちよく研究指導してもらうためには

　ただ、論文・学会発表などの指導をするにあたって、私自身もすべてのタスクを来たもの順に厳密にこなしているわけではないのです。というのは、やはり完成度の高い抄録・論文の場合は少し手を加えるとすぐに完成に至るので達成感が得られやすく、やる気が起きやすいものです。一方、修正箇所だらけの論文であったり、一つ指摘するとそこだけ修正されて、同様の指摘があてはまる他のところは手つかずで返ってくるような原稿であったりする場合は、何度も同じ指摘のや

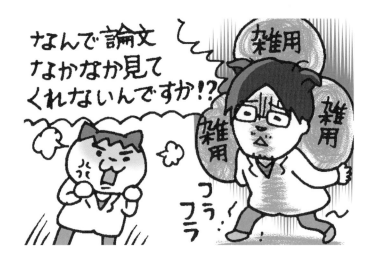

り取りを繰り返すことになり不毛で徒労感が生じます。

　この観点から、「律速段階」に至る可能性のある上司に抄録なり論文を見てもらう際の秘訣は、これ以上仕上げることはできないというくらいの完成度まで高めてからお願いする、これに尽きます。例えば30分くらいなら時間がとれると思って開いたワードファイルが、著者の所属の間違えや、連絡先、フォントサイズの変更などの事務作業に時間をとられて本旨にたどり着けないまま、次回時間ができるまでお蔵入りしてしまうことなどもあるように感じています。

実録！ スタンフォード

　筆者がスタンフォードに留学していた際、直属の上司と論文[1]のやり取りをしていた際に（それも10稿、20稿は当たり前というくらい何度も直す）、わざわざ責任著者連絡先の住所を「オフィスの右側の窓が一番大きい部屋（1265 Welch Rd, First Office on the Right with the Biggest Windows…）」というような表記に書き替えて送っ

てきたことがあり、アメリカ人特有のウィットなのだろうと考えてそれ以外の場所の変更だけチェックして普通に送り返したところ、翌朝呼び出されて「どうして、この住所がおかしくなっているのを訂正しないんだ、本当にちゃんとすべての変更点を確認したのか！（正しくは、1265 Welch Rd, X159, Stanford, CA 94305. でした）」と詰め寄られて、いや冗談だと思っていたのだと言い訳したのですが、結局その日はすべての項目をちゃんと確認することの重要性みたいなお説教を延々と聞かされ、論文[1]の内容の相談に入ることができないことがありました。

これは極めて特殊な例というか筆者の上司が冗談の通じにくいタイプだっただけかもしれませんが、時間に余裕のある相手の場合はこちらからここ冗談ですよねと言いにいくこともできるでしょう。しかし、限られた時間しか対応してもらえない上司に向き合う態度としては、どのような些末な事象にもシリアスに対応しておくことが必要なのだろうと今となっては思っています。自分が部下に論文指導しているときに時々「いやそんな細かいこと言われても」みたいな顔をされていることがあり、当時の僕のような気持ちなのだろうなと思うことはあります。

結局は可能な限り自分で完成度を高めるべき

以上から、一般に「律速段階」というのは自分ではどうしようもないものだと考えがちですが、そもそも完成度の高いファイルを送っていれば「律速段階」を短縮できた可能性もあります。その観点からも、人に丸投げしていつ戻ってくるかは black box みたいなスタンスは厳に慎むことが大事だと思います。

それでもやっぱり自分は上司に恵まれていないと思っているあなたへ

　ここまでの流れで納得いただけた方に関しては以降の文章は読み飛ばしてもらっても結構ですが、それでもやっぱり私の意見は詭弁であり、この点においては本音で語っているとは思えないという読者もおられるかもしれません。では、「自分の研究・論文の重要性を上司が理解してくれないことばかりで、自分の学術的成長が阻害されていると思っているあなた」に対して、指導してもらう側も指導する側も両方経験した筆者が可能な限り胸襟を開いて自分の経験を語ろうと思います。

上司の理解がないためポシャった研究テーマは……あります

　結論から先に述べると、客観的に過去に取り組んだすべての臨床研究について振り返ってみると、筆者（私）の説明は論理的であり、周囲（上司）の理解が不足しているというケースは複数回あったのではないかと考えています。ただ、「だから他人と比べて自分は恵まれていない、本当ならもっと上司の理解のもと業績が伸びていたはずで本当に不運だ」と考えるのは極めてナンセンスだという話をしたいのです。論文の投稿というのは、草稿（ドラフト）を書いて、上司のチェックを受けて、投稿するという流れになりますが、本書では投稿前までの話に特化してきたつもりです。ただ、実際は上司の OK が出たからそれで終わりというわけではなく、査読者のチェックというものが入ります。

査読者のほうがよっぽど上司よりわかってくれない

　ここからは完全に私の主観ですが、直属の上司が論文の内容を理解してくれないパターンより、査読者が論文の内容を理解してくれないパターンのほうが実は圧倒的に多いし、また上司が論文チェックで返してくれるまでにかかる時間（上司には少なくとも月に1回くらいは督促のお願いができるはず）より、査読者が査読結果を返してくれるまでの時間のほうが圧倒的に長いと思います。筆者の査読期間の最長例は、2020年7月16日に投稿して、2021年3月1日現在で未だ初回の査読結果が返ってきていないケースです……（どちらにせよ前向きな返事ならよいのですが、これでリジェクトであった場合は目もあてられないなと思っています）。

　以下に査読者の対応がプアだったパターンの実例を何点か挙げますが、きっと読者の皆さんもこういった経験があるのではないかと思います。つまり何が言いたいのかというと、世の中というのは割とそんな感じで成り立っているので、上司が論文内容をしっかり理解してくれないのはまだましで、査読者が同様の見解だった場合は即リジェクトになることを考えると、<u>よくわかってくれない相手を何とかわからせる努力をするというのが少しでも論文の採択率（労力の回収率）を挙げる手段なのではないか</u>と思うのです。

ケース①
査読者が全く別の論文の内容について論評してきたケース[2]

　日本における極低出生体重児の初期経腸栄養管理に関する全国調査について報告した論文。最初に投稿した雑誌の査読者の一人が、non-invasive Hb と invasive Hb の一致に関する全く別の研

究と混同していた（同時に複数論文の査読を引き受けていたのだろうと推察している）。リジェクトであったため、査読コメントが間違っていることを報告して抗議したが、再査読の結果結局リジェクトだった。

【Referee 3 Comments to the Author】

This is an important report which referred to the agreement between non-invasive Hb and invasive Hb. But, you only used the sensor for infant's weighing between 3 to 10 kg. I think you should use an appropriate sensor for accuracy of this study.

ケース②
査読者が、過去に発表された日本の他施設からの報告と混同し、study design の不一致について疑義を呈してきたケース [3)]

　MD 双胎における一児発育不全（selective intrauterine growth restriction：sIUGR）の児において、生下時の新生児血 NT-proBNP が対照と比して、有意に上昇していることを示した論文。最初に投稿した雑誌の査読者の一人から、同じく MD 双胎の BNP を研究していた北海道大学のグループと混同され、彼らの過去の報告との研究デザインの不一致・考察の矛盾につき批判された。リジェクトの判断に一応抗議のメールを送ってみたが、「どちらにせよ overall rating が低い」と一蹴された。

【Reviewer 3】

1. The authors should clarify in the methods section if the study population is different from the one of their two previous publications[4, 5]

（1 つは我々の仕事であるが、もう 1 つは北大グループの仕事だった）

2. *When exactly were blood samples obtained（cord blood, postnatal sampling）? In their previous publications, the authors reported on BNP levels in umbilical cord blood and amniotic fluid; if this was the same study population,* it would appear that additional samples were drawn to measure NT-proBNP: is this correct? Why did the authors choose to measure BNP in cord blood and NT-proBNP in postnatal samples?

3. *In the discussion section, the authors speculate that elevated NT-proBNP levels in the larger co-twins may be related to volume overload: how would this occur in the absence of TTTS? The authors have offered an alternative explanation in one of their pervious publications*[6] *: "（…）the larger twins are exposed to renin-angiotensin system activation in response to renin transferred via placental shunts, irrespective of the presence or absence of TTTS". Please, comment.*

　上記の例は勘違いが最終的に是正されているため、ちゃんと読んでもらっていてもリジェクトだったのではないかという意見もあろうかと思うのですが、人というのは一旦振り上げた拳はなかなか素直に下ろしにくいところがあり、全くの勘違いであっても最初が negative な感情であった場合は、それ以降のものの見方も negative になるの

ではないかと思うのです。

　また、私自身 editor として経験があるのですが、複数人の査読者の意見に基づいて決定を下しているため、査読の一部が不完全であったとしてもすべてをひっくり返すというのは手続きや説明などを含めて結構大変なのです（そういう投稿者に限って投稿規定を遵守していないことが多く、読みづらい論文であるということはよくあります。私もそうだったのかもしれません）。だから、こういう査読結果にあたってしまった場合は、不運だと割り切って、次に行くのが正解なのではないかなと感じています。

1）Fujioka K, et al. Heme oxygenase-1 promoter polymorphisms and risk of spina bifida. Birth Defects Res A Clin Mol Teratol. 103（9）, 2015, 741-6.

2）Ashina M, Fujioka K, et al. Feeding interval and use of donor breast milk for very low birthweight infants: A nationwide survey in Japan. Pediatr Neonatol. 60（3）, 2019, 245-51.

3）Fujioka K, et al. N-terminal pro-brain natriuretic peptide levels in monochorionic diamniotic twins with selective intrauterine growth restriction. J Perinatol. 34（1）, 2014, 6-10.

4）Fujioka K, et al. Renin is activated in monochorionic diamniotic twins with birthweight discordance who do not have twin-to-twin transfusion syndrome. J Perinatol. 33（3）, 2013, 182-7,

5）Moriichi A, et al. B-type natriuretic peptide levels at birth predict cardiac dysfunction in neonates. Pediatr Int. 54（1）, 2012, 89-93.

6）Moriichi A, et al. B-type natriuretic peptide levels are correlated with birth-weight discordance in monochorionic-diamniotic twins without twin-twin transfusion syndrome. J Perinatol. 33（3）, 2013, 186.

(2) 学会発表のコツ

学会発表の意義

　本書の主眼と若干異なるので、それほど分量を割くつもりはないのですが、以下に「労力を無駄にしないため」に学会発表で筆者が心がけていることを記します。

初めての学会発表は超重要

　まず、学会発表の意義は当然発表者の立場によって変わります。学会発表の意義が最も大きい状態は、「人生で一度も学会発表したことがない」状態だと思います。筆者も、研修医時代に初めて行った地方会での発表と、専攻医時代に初めて行った全国学会での発表はよく覚えています。医学のアカデミック・コミュニティに初参加できたような気がしてとてもうれしかったと記憶しています。初めての経験というのは極めて重要で、その経験が発端となって、説明する能力や、図表の作り方が飛躍的に伸びるという可能性もあるので、発表経験のない初学者には積極的に発表をさせるように意識して指導しています。

2回目以降は切符

　2回目以降の発表になると、急に惰性的になりがちです。この場合の学会発表の意義は完全に「学会に参加するための切符」の役割です。自分の発表は大したことがなくても、学会に参加することで聴講した講演が非常に役に立つこともあり得ますし、新たな知己を得ることになる可能性もあるので、学会に参加するために発表するというスタン

スも間違いではないと思います。特に国際学会などは演題なしに参加するのはなかなか周囲の理解が得られないと思いますし、逆に学会でもないと行かないような国と地域に行けることもある意味有意義だと思っています（筆者は最近ついに自分の演題なしに国際学会に参加する立場を確立しました）。

演題の採否について

では、申し込みをすれば必ず演題発表できるのでしょうか。誤解を恐れずに言えば、日本の（医学系の）学会の多くはほぼ無条件に何らかの形で発表できると思います。一方、国際学会に関しては原則的にしっかりとした査読があり、演題が不採択となることもあります。筆者はスタンフォード大学留学中に取り組んだ仕事が、アメリカ小児科学会の演題募集で不採択になり恥ずかしい思いをした経験があり、結構フェアに査読をしているのだなと思った経験があります。

学会発表は一体どれだけの人の目に触れるのか

学会の規模と聴衆は比例しない

どのような目的で学会発表を行うにしろ、どうせ準備するのであればより多くの聴衆の目に触れたほうが、世の中のためにはなっているように思います。そこで筆者が気をつけているのが、実際にその発表がどれくらいの人の目に触れるだろうかということです。

というのは、例えば何千人も参加するような全国学会であっても、一般的に同じ時間帯に10以上の会場でセッションが平行して開催されることが通常であり、単純に会場の数で割ってしまっても1/10以下の聴衆しか見込めない可能性が高いです。また、実際には特別講演やシンポジウム、専門医の単位のついた講演などが人気になりがちなので、本書の読者が発表するはずの一般演題の聴衆は時間帯によって

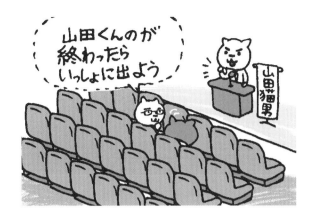

は本当に1桁台（聴衆は演者の関係者のみ）というようなことがあり得ます。一方、地方会などは一般にすべての演題を1つの会場において1列で行うため、参加者すべてが聴講してくれることになり、結果的に演題あたりの聴衆はとても多いというパターンもあり得ます。

ポスターか、口演か？

ポスターとは、口演とは、という内容に関しては、本書の主眼ではないため省略しますが、比較的規模の大きな学会では演題登録の際にポスターか口演かの選択肢があります。一方、地方会などは全例口演、国際学会や特に人気の高い全国学会（日本産科婦人科学会など）では採択演題は原則としてポスター、その中で優れたものを事務局が口演として採用するというスタイルのこともあります。結論から言うと、筆者は、研修医・大学院生含め全員に演題登録の選択肢がある場合は必ず「口演」で行うように指導しています。

口演は準備が簡単

その最も大きな理由が、口演は準備が簡単な点にあります。口演（一般演題）はパワーポイントで作成する場合、表紙・背景・目的・

方法・結果・考察・結語のおおよそ15枚程度を作成すれば完成します。後述する抄録の内容をフォントサイズを変えて組み込めば、ほぼほぼ全体の半分以上が完成していることになるうえ、直前での変更も容易なため一旦スライド作成に習熟すると1～2時間くらいで完成させることができるようになります。

　一方、ポスターはというと、昨今の一枚刷りポスターが一般的になってからのポスター作成というのは、ある程度パワーポイントでスライドを作り、それを1枚のポスター枠に組み込んでいく作業になります。ただ、全体的に収まりのいい（スカスカなところのない）ポスターを作ろうと思うと、微妙な行数の違いなどの調整が必要になり、いわゆる背景・目的・方法・結果・考察・結語のパワーポイントスライドを作るのと同じくらいの時間と労力を要します。加えて、ポスターは印刷に時間がかかるため早めに仕上げる必要があること、完成後に微調整ができないこと、運搬の手間などさまざまな労力がかさみます。最近、いろいろな学会で発表機会が増えたせいで、医局の予演会の日程自体がタイトになり、予演会の時点で完成ポスターの受付が既に終わってしまっており、細かな修正の指摘が反映できないパターンを経験しますが、「これでは何のために予演会をしているのかわからんな」と思うときがあります。

ポスターは聴衆が少ない？

　ポスターは学会場で一日中張り出されているため、人の目に触れる時間が長く口演よりもたくさんの聴衆に見てもらえるのではないかという考えがありますが、筆者はそんなことはないと思います。というのは、日本の学会では口演より短いポスター発表の時間（口演の半分の3分程度？）というのが大抵決まっているため、聴衆はみんな演者のポスター発表を聞きながらポスターを閲覧するというスタイルに

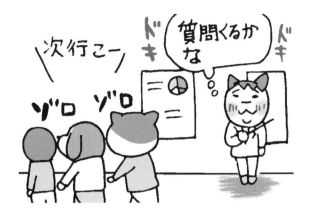

慣れてしまっています。

　これが問題で、結果的に狭いポスターボードの前を演者、座長、聴衆が一塊となって移動していくため、ある程度離れた距離にいる人からは目視できず、また演者に質問しようにも次の話題に移ると全員がとなりのポスターに移動してしまうため十分な議論の時間も持てないからです。国際学会のポスターなどは、一般にポスターボードの前に演者が一定時間滞在することを求められるため、興味のあるポスターを見物する際はすぐそばにいる発表者に気軽に説明を受けることができますが、日本のポスター発表はさながらプロジェクターを使わない口演発表のようなスタイルになってしまっているため、何かポスター発表のよさが失われているように感じるのです。逆にメッセージボードまたは掲示板のような形でポスター発表を利用するのはありだと思いますが……。

口演で採択されるために

　筆者の経験では、はじめからポスターで応募する人よりは口演で応募する人のほうが多いため、一般に口演が採択漏れした場合にポスタ

ーとして採択されることがあるようです。希望者数の観点から逆はほとんどないと思います（かつての上司にはポスターで申し込むたびに口演に回されている人も知っていますが、それは事務局が広くみんなに聞いてもらうべき演題だと考えたのだと思います）。つまり、口演で抄録登録することでその演題（研究）の客観的評価（peer review）を受けることになります。筆者の領域の全国学会では、だいたい発表演題の半分が口演、半分がポスターという内訳なので、最も厳しく見積もって全員が口演で登録したと仮定すると、上位半分に残る必要があるわけです。筆者はこれをとても重要だと考えていて、学会発表の段階で希望の発表形式に採択されないような完成度の抄録は、①没ネタなのか、②完成度がとても低いのかのどちらかで、論文化は到底厳しいと考えています。本書の要旨は①没ネタを避けるということなので、②完成度の高め方について以下に詳述しようと思います。

学会発表は抄録がすべて

発表を見る人は抄録を読む人の 1/10

　筆者は学会発表の肝は抄録と考えており、研修医・大学院生の指導において抄録作成にかける時間に最も多くを割くことにしています。その理由は何点かあるのですが、第一は、実際の発表そのものを見る人というのは、抄録を読む人の 1/10 以下ではないかと考えているからです。先述したように学会発表というのは 1 度きりであり、学会参加者のすべてがその場に居合わせるわけではないので、思った以上に人の目に触れません（絶対に聞こうと思っていた演題を、聞き逃した経験のある読者もたくさんおられるでしょう）。

学会参加者を対象とした場合

　ただ、一般に参加者というのは抄録集をパラパラとめくって実際に

聞きにいく演題を選ぶ習性がありますから、学会参加者の半分くらい
が偶然も含めて一度くらいは自分の抄録が掲載されたページを開く可
能性があります。ですから、抄録を読んだだけで発表内容が概ね理解
できるくらいの完成度に抄録を仕上げておくと、実際に発表を聞いて
くれた人よりももっと多くの人にメッセージが伝わる可能性がありま
す。逆に、「前略（○○についての一般的知識を説明）：今回、○○の
一例を経験したため報告する」とか「前略（○○についての一般的知
識の説明）：当院における○○について検討したので、その臨床像に
ついて報告する」というような抄録からは発表内容の詳細が一切わか
らないタイプの抄録を目にすることもあるのですが、そういうタイプ
の発表はせっかく本番までにいろいろ準備をしても、ほとんどの人に
メッセージを伝えられないことになるのではないかと考えます。

医中誌（データベース）検索者を対象とした場合

　また、日本の学会抄録の多くが医中誌などの検索データベースに後
日収録されます。その際に、例えば症例報告ならば、診断時の臨床検
査データや治療に用いた薬剤の投与量などの生データをそのまま抄録
に詳述しておくことで、同様の症例の診断・治療を検索している臨床
医の役に立つ可能性があります。一般に学会抄録の文字数は200〜
600文字程度のことが多いと思いますが、これは一般的な学術論文
の抄録と同様のボリュームです。データベースから学術論文を直接読
むためには別料金がかかったりすることもあり、すべての学術論文本
文が無料でアクセスできるわけではないことから勘案すると、データ
ベースから直接得られる情報量としては学術論文にも劣らないくらい
の情報量になります。ですから、私は学会抄録に可能な限りすべての
具体的情報を詰め込むように指導しています。理想形は、「抄録で発
表の内容がだいたい予想できるから、発表本番は聞かなくてもいいな」

と思われるような抄録です。

抄録の半分以上は症例または方法・結果に費やす

症例報告

　先述のように症例報告の場合は、可能な限り多くの患者情報を詳述することにしています。研修医・大学院生に初めて書かせた場合によくやりがちなパターンが、疾患の説明に結構なボリュームを割いてしまい、結局当該疾患の1例を経験したという以外の情報を提示できないケースです。しかしながらもとを辿ると、疾患の説明については発表者も教科書なり参考文献なりから引用してきているだけなので、そこにオリジナリティはありません。言い方を変えると、その抄録前半部分は完全に削除してしまったとしても、読者は何らかの形で情報を補完して理解することが可能なわけです。一方、症例自体に関する情報については発表者以外知りようがないですから、極めて重要な特異的情報ということになります。

　特定の疾患の網羅的文献レビューというのをしたことがある人ならよく理解できると思いますが、例えば「新生児偽性低アルドステロン症」などの特定の疾患名で医中誌などのデータベースを検索して数十例の症例報告を見つけた場合、抄録のみからその症例において必要な臨床情報（検査データや身体所見など）をすべて得ることができる学会発表というのは半分にも満たないでしょう。逆にいうと、発表者は学会で発表を聞いてもらうことで必要な情報がすべて完成すると考えているのですが、過去に行われた学会に参加することは物理的に不可能なわけですから、永久に残り続ける可能性のある抄録にこそできるだけ普遍的な事実は記載せずに、経験した症例に特異的な情報を詳述することが重要だと思います。

また、自分自身が過去に経験した症例の詳細な情報を覚えておらず、またデータがパソコンのどのフォルダに保存されているか思い出せないというようなケースも歳をとると徐々に生じてきます。そういった場合は、パブリックなデータベースに収載されている学会抄録というのは自分のフルネームからすぐに検索可能です。必要情報が抄録に網羅されているのであれば、そこから抄録を探して確認することで速やかに情報にアクセスできます。ある意味では、無料のクラウドサービスを利用しているような状態になります。

後方視的研究

　後方視的研究の抄録に関しても同様に、可能な限り序文などの導入を短くするように指導しています。前述の症例報告の抄録と同様、研究の意義などをつらつらと書きすぎて具体的な方法や結果が漏れてしまうと何の意味もないと思います。症例報告と後方視的研究の大きな違いは、前者では症例提示だけを可能な限り詳しく書くということで注力するポイントが1つで済んだのですが、後者では、方法と結果をバランスよく詳述する必要があることです。

　筆者は、後方視的研究の抄録において最も重要なことは同様の方法論で追試できるかどうかであると考えています。例えば、ある疾患概念の頻度に関する報告の場合、どういった診断基準（電子カルテのICD病名なのか、臨床医の主観的な診断なのか、学会ガイドラインに基づいた正式な診断基準なのか……など）を用いたのかがわからないことには、その頻度が多いのか少ないのかわかりません。つまり、一口に敗血症といっても、血液培養が陽性になったもの、血液培養が陰性でも何らかの血液マーカーが基準を満たしたもの、敗血症を示唆する臨床症状を呈したものなど、さまざまな診断基準があるように思います。そういったわけですので、研究対象を明確化するためにも方法

の記載はとても重要だと考えています。

　また、用いた統計学的検定法（t 検定か、マン・ホイットニー検定か）や p 値の設定なども加えるべきでしょう。ある統計手法を用いた場合統計学的に有意であっても、他の手法では有意にならないことは往々にしてあるので、どの方法を用いて導き出した結果かを明示しないと早とちりな人からは嘘を書いているとお叱りを受ける可能性があります。上記の理由により、後方視的研究では一般に情報量が症例報告より大きくなるため、必要と思われる情報をすべて入れ込もうとしてしまうと字余りになることが往々にして生じます。そのため、可能な限り文字数を省略する目的で、私は**表**のような方法を用いています。

発表学会の選定について

　どのような学会に演題を登録するかは個人の価値観の問題ですので正解はありませんが、私は指導する際に基本的に症例報告は全国学会の分科会（いわゆる地方会）、後方視的研究は全国学会の総会（いわゆる日本○○学会）を勧めています。

　前者に関しては、前述の通りポスターと口演の 2 通りがある学会ではどうしてもポスターに分類されがちですので、より多くの人に聞いてもらえる可能性が高い地方会の口演発表を目指すことにしています。仮に症例報告が全国学会の口演に採用された場合でも、せいぜい第 5〜8 会場程度の比較的小さな部屋での発表にあたることが多いので、地方会の口演と聴衆は大差がないというのもあります。また、症例報告は珍しい症例を担当するだけで簡単に発表することが可能です。そのため、病棟業務から数日間開放される小旅行の側面の強い全国学会への参加は、過去のカルテを何十冊と辿るなど、多少の努力をしたご褒美のような扱いのほうがいいのではないかと思っているのです。

表　文字数省略の方法

方法	実例	
① 施設名は、発表者所属に入っている場合は省略する。	神戸大学医学部附属病院総合周産期母子医療センターに入院した○○	▶ 当院に入院した○○
② 分母となる数が別に記載されている場合は、分母を省略して%表示する。	介入群 30/100 例（30%）、無治療群 70/100 例（70%）	▶ 介入群 30 例（30%）、無治療群 70 例（70%）
③ 2群のデータの表記が繰り返される場合は、初出のみ群名を記入しそれ以降（2群の順序は変えずに）の群名は省く。	患者背景は、在胎週数(TTN 群;35±1 vs.Control 群;35±1週)、出生体重(TTN 群;2,213[1,512-3,562] vs.Control 群;2,162[1,354-3,540]g)、Apgar Score 5 分値(TTN 群;9[8-10] vs. Control 群;9[4-10])	▶ 患者背景は、在胎週数（TTN 群;35±1 vs. Control 群;35±1週）、出生体重(2,213[1,512-3,562]vs. 2,162[1,354-3,540]g)、Apgar Score 5 分値(9[8-10] vs.9[4-10])
④ 地方会抄録など文字数制限が極めて厳しい場合（200字以内など）、演題名で full spelling（略語）としておき、抄録内ではすべて略語を用いる。	偽性低アルドステロン症(Pseudohypoaldosteronism〔PHA〕)	▶ 偽性低アルドステロン症（PHA）
⑤ 全国学会などの最後の手段。	全角の「、」「。」を半角の「,」「.」で代用する。	

　後者に関しては全国学会の口演を目指すわけですが、少なくとも、方法と結果に関しては論文化した場合の抄録くらい内容が煮詰まった状態に仕上げないことには発表しないことにしています。これはやはり抄録という形であとに残ってしまうために、いざ論文にする際にデータの入力ミスなどが発覚し、以前の学会発表データと異なる数値で発表することになった場合、自分の過去の発表抄録との間に矛盾が生じるという事態が起こり、とても格好悪くなるためです。逆にそのまま論文の結果として使用可能なくらいの学会発表データであれば、論文化の道筋はほぼ見えているように思います。

本番スライドは白黒で作成

　スライドのフォーマットについてはあまりとやかく言わないことにしているのですが、論文化を円滑に進める観点からは背景は白ベースで文字は黒を使うようにしています。スライドの文面をそのまま論文に転用しようとした場合にワードの白背景に淡色系の文字をそのままコピーペーストしてしまうと判別不能になるため、いちいちスライドごとに文字の色・フォントを変更する作業が必要になるからです。もう一点、図表に関してもできるだけ白黒でも判別できるような作りを心がけています。具体的には、3色に分けるのであれば、3種類の異なる白黒パターンを用いるようにしています。ジャーナルによってはカラーページは別料金がかかることがあるため、倹約する目的でfigure を白黒指定にした場合に単に色だけの違いにしているものは判別不能になることがあるからです。

　また序文や考察で使用したセンテンスについては、基本的に出典をスライド内に明記しておく癖をつけています。論文作成の際に「そういえばこのセンテンスはどの出典に基づいて書いたのだろう」と、わからなくなることを何度か経験したことがあるからです。発表を聞いている人からすると、その論考が何年に発表されたどの論文に基づいているかくらいがわかれば十分なのかもしれませんが、自分が後日検索するときにすぐに見つけられるようにページ数や著者情報など何かspecific な情報をくっつけて記入しておくと楽だと思います。

　スライドのパターーンは前述の通り、表紙1スライド、背景2スライド、目的1スライド、方法2〜3スライド、結果3〜4スライド、考察2〜3スライド、結語1スライドで作成しており、一般的な作り方よりはやや多めなのではないかと思っています。また、基本的に完

璧に読み原稿を作成して発表に望むようにしていますが、私自身は6分程度で読み切れる分量の文字数というのが確立していますので、読む練習は1〜2回程度で、本番はほぼ原稿棒読みで臨んでいます。完璧に内容を暗記して、聴衆のほうに視線を配りながら発表するのがいいという意見もあり、おっしゃる通りだと思います。しかし、結局スライドに集中してもらえれば発表者の顔を注視してもらう必要はないと考えているので、基本的には6分間の朗読のような気分で発表を終えています。言い方は悪いのですが、私は発表自体を聞いてくれる人というのは限られており、後に抄録集や論文として人の目に触れる機会のほうが圧倒的に多いのだろうと考えています。そのため、（論文化に備えて）スライド自体をブラッシュアップすることには時間をかける価値があると考えるのですが、6分間堂々とした発表をするために丸暗記する時間をかけるのが惜しいと考えています（完全に私見です）。

　全く逆の話になるのですが、アメリカ留学中の発表については、上司から何十回と発表する練習をさせられました。学会発表の1週間前は毎朝上司の部屋で3回程度発表の予行練習をさせられ、うまく読めていると上司が途中で「OK」とか「Good」とか合いの手を入れてくれるのでこちらも真剣に取り組みました。ここからは完全に私見になるのですが、アメリカ人というのは発表内容と同等かそれ以上に、自信を持って発表しているかどうかということを重視しているようで、多少データが怪しくても堂々とした発表姿勢なら褒められがちなのではないかと思います。実際に筆者は2014年のスタンフォード大学小児科のAnnual Pediatrics Research Retreatという研究会にて、ゴリゴリのnegative dataの研究発表でfirst prizeを獲得したことがあります（このときもプレゼンの練習だけはやたらとさせられた記憶があ

ります。ちなみに筆者は臨床部門の first prize だったのですが、研究部門の first prize を同時に受賞した同僚の研究は後に「Nature Medicine」に掲載されていました……）。ところで、筆者の上司は native speaker の中国系アメリカ人でしたが、自らも私と同じように学会発表前の 1 週間はデスクトップの前で毎朝ぶつぶつとプレゼンの練習をしていたので、英語の良し悪しの話ではないのだなと思います。

　また、研究室に実習に来ていたスタンフォード大の学部生のプレゼン練習に付き合ったことがあります。ビリルビンという生化学物質が崩壊する説明の際に、必ず両手を胸の前で合わせた後、派手に左右に開いて爆発する感じのジェスチャーをしていたのですが、何度練習を繰り返しても必ず同じ場所でそのジェスチャーを入れていました（本番でも入れていました）。ジェスチャーも自然に出るのではなく準備して発表に織り込んでいるのかと、大変感心した記憶があります。

　一方、日本人はどちらかというと研究内容の本質を重視する傾向があるように思います。ですから自信なさそうにボソボソ発表したとしても内容がよかったら褒めてくれますし、堂々と発表したとしても内容が怪しければ「いやそれはおかしくないですか？」となると思うのです。学会発表は論文への橋渡し程度に捉えている筆者としては、発表姿勢にガミガミ言わない日本のスタイルのほうが好ましいように思います。

質疑応答の内容はメモをとる

　では、自分の発表は無理によく見せようとは思わないから発表終了後の質疑応答も軽視しているかというと、そういうことは決してありません。むしろ、質疑応答が学会発表すること自体の最大のメリットだと考えています。学会発表自体には論文化していないデータ、アイ

デアをオープンにするという観点から研究が盗用されるリスクがある
という意見もありますが、この質疑応答には論文化に向けて大きな意
義があると感じています。

　というのは、発表後の質疑応答では発表を6分程度初見で聴講し
た他者（peer）から瞬間的に思いつく限りの質問が問いかけられるわ
けですが、これは大抵の場合かなり本質的な質問であることが多いと
感じているからです。自分が peer review をするときに、私自身は論
文を何度も読み直したりせずにパッと一読して気になった点を major
comment として指摘することにしているのですが、多くの場合忙し
い査読者というのは他人の論文を何度も熟読して評価を書き上げると
いうことはしてくれないのではないかと思うのです。つまり、学会発
表を聴いた聴衆がパッと思いつくような批判、批評というのは論文化
した場合も必ず指摘されるような内容のはずであり、論文作成にあた
って前もってそういう批判に対する回答を用意することができるのが
学会発表をして質疑応答を行う意義ではないかと思います。逆に質問
が出ないような発表というのは、（内容がひどいわけでないのであれ
ば）パッと見たところでは大きな瑕疵が見当たらない（改善点もない
ということですが……）内容の可能性が高く、盛り上がらなかったか
らと落ち込むのではなく、速やかに論文投稿に向かえばいいのではな
いかと考えています。

(3) 学会発表の内容を論文化するときの注意点

論文著者は誰なのか

本稿も本書の主眼である没ネタの回避とは異なるのですが、編集部から依頼されたため以下に思うことをサラッと記そうと思います。

筆頭著者と責任著者

まず、初学者の書いた（書こうとしている）論文が日の目を見ない理由の最たるものが、「論文著者は誰なのか」をわからないままに論文執筆にとりかかるからなのではないかと思います。以前の私もそうでしたが、論文を紹介する際に、著者順が、AA、BB、CC……、と並んでいたとすると、「AA らの報告によると……」と紹介されることが多いため、その論文は筆頭著者（1st author）である AA さんの論文なのだろうと考える方が多いのではないかと思います。実際にその研究（論文執筆）に費やした労力が最も多いのは AA さんであることが多いため、その考えは間違いではないのですが、単著ではない研究論文では多くの場合、筆頭著者とは別に責任著者（corresponding author）という人がいます。実は、当該論文の内容に最も責任を負っているのがこの責任著者であり、論文投稿も責任著者によって行われるのが一般的です。

先述したように臨床研究に関しては、一人で完遂することは不可能であるため、上司はじめ co-worker の同意が必要であることを繰り返し述べてきました。施設によっては、臨床全般の責任者（基本的には

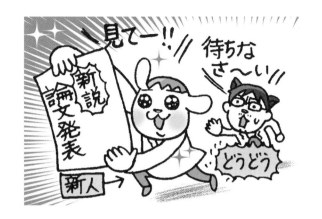

部長やグループのチーフ）が論文投稿の際の責任著者も兼務している場合があります。この場合に、あなたが筆頭著者として何かしらの研究論文を書き上げたとしても、自分がグループ内で責任著者になるコンセンサスが得られていない場合は（大学病院などのアカデミック・ホスピタルにおいて下級医が自らの判断で論文投稿を行うことはあまりないように思います）、投稿作業を他者に委ねることになります。そして、ここが「律速段階」となります。受験勉強に例えると、家でどれだけ自学自習しても、親から模試を受ける許可が得られなければ、自分が合否のどの位置にいるのかを把握することができません。

　こういう訳なので、何度も繰り返しますが、若いうちは論文なり臨床研究というのはそれ自体を仕上げること以上に、周囲（上司）のコンセンサスを得ることが最も重要なポイントであると心がけてください。自分が最もエフォートを割いたのだから自分が責任著者として投稿するのがあるべき姿であり、上司と衝突してでも自分の名前で投稿するというスタンスも間違いではないとは思うのですが、研究を生業として生きると決めている人でない限りは、論文1本のために現状の勤務環境を悪化させることにつながりかねないのでお勧めしません。

投稿先ジャーナルの選定

自分の論文は過大評価しがち

　投稿先ジャーナルの選定については、基本的に筆頭著者の希望が反映されることが多いように思います。ただし、論文投稿の経験が乏しい間は、ある程度経験のある上司の意向を参考にしたほうがよいのではないかと考えます。というのは、せっかく行った研究テーマが日の目を見ない原因の一つとして分不相応なジャーナルへの投稿を繰り返して、疲弊しているというパターンがあるからです。筆者も、若かりし頃「これは『The Journal of Pediatrics』（小児科領域のトップ雑誌）にいけるんじゃないか！」と当初考えていた症例報告が、最終的に日本の学会誌[1]に落ち着いてしまった経験があり、経験が乏しいうちはどうしても自分の論文というのを客観視できずに過大評価してしまいがちなのだろうなと感じています（今となっては完全にその程度の症例報告だったと納得しています）。

　論文投稿先の種類としては、大まかに英文誌、和文学会誌、和文商業誌の３つがあり、一般には前２者は査読あり雑誌、後者は査読なし雑誌と位置付けられてきました。また、採択の難易度も前から順に下がっていくと考えてよいと思います。

　査読のある雑誌は不採択のリスクがある一方、厳密な査読のない雑誌は基本的には投稿までこぎつけると何らかの形で出版に至ることができます。

英文誌か和文誌かはなるべく早めに決めておく

　投稿先ジャーナルの選定において、まずできるだけ早く決めておくべきなのは英文誌か和文誌かです。一般に査読のない英文誌というものはないため、英文誌でどこにもアクセプトされない場合はそのまま

お蔵入りになるリスクがあります。本書で示した実例集のような「没ネタ」に関しては、よほど慎重にアクセプトの可能性について検討してから書き始めないと、せっかくの英作文の労力が無に帰してしまう可能性があります。また、和文誌に投稿する予定で書き進めていたけれども、思っていたより周囲の評判がよいので英訳して英文誌に投稿することになるような場合もあるかもしれませんが、これもあまりお勧めしません。

　筆者は、難しい理屈を頭で考えるには母語のほうが優れていると考えているので「英語脳を養うために」はじめから英語で書きなさいとか意識高い系のようなことを言うつもりはなく、英語論文指導の際も「まずはちゃんとした日本語で書きなさい」と指導しています。しかしながら、和文誌に投稿する予定だったものを英文誌に投稿する場合、和文の引用文献をそのまま転用することが難しくなるため、文献探しを再度やりなおす必要が生じます。運が悪いと、ちょうど論旨の代替となるような英語の論文を見つけることができずに内容を変更せざるを得なくなるようなケースも起こり得ます。つまり、英文誌で投稿を予定しているのであれば、日本語でドラフトを作成する際もはじめから英語の参考文献（リファレンス）を使用するべきなのです。ですので、可能な限り早い段階（できれば学会発表時点）から、英文誌への投稿を目指すのか和文誌への投稿を目指すのかははっきりさせておくべきだと考えています。

英文誌でリジェクトされた場合、どうすべきか

　一旦英語で書き上げた後は、何があっても日本語に再度翻訳して和文誌に出すことはないように（これは最高レベルの労力の無駄遣いです）、それこそ背水の陣の気持ちで論文投稿に臨みます。個人的には、リスクを取るのが嫌なので採択の可能性が高くないと考えたものに関

してははじめから和文誌での投稿を検討することにしているのですが（特に症例報告）、時々上司から「貴重な症例なので和文誌ではなくてインパクトファクターのつく英文誌に出しなさい」というような指導をいただくこともあります。上司が自分の論文を評価してくれているのに、「いやそれほどの価値はないと思います」と反論するのもおかしな感じになるので、ご指摘に従い英文誌として投稿を目指すしかないわけですが、思いの外よい雑誌にアクセプトされることもあるかもしれません。しかし、やっぱりあっさりリジェクトされるということもあろうと思います。

　そのような、自分としては微妙だと思っているけど背伸びさせられているようなケースにおいては、英文誌のなかでも可能な限り文字数制限の厳しいカテゴリーを目指すことにしています（Letter to the Editor や Clinical Images などのような「症例報告」でも「短報」でもない「その他」扱いの論文です）。その場合、概ね 500 ワード程度の分量になるわけですが、これくらいの分量であれば、実は和文学会誌に投稿した場合に要求される英文抄録（抄録の英語訳）としてそのまま転用可能です。和文学会誌の英文抄録を先に作成したと思えば労力の無駄にもなりませんので、英文誌が駄目だった場合は和文学会誌に投稿すればよいでしょう。

和文の学会誌か商業誌か？

　和文誌の中で、学会誌というのは学会が主催する雑誌、商業誌というのは出版社が主催する雑誌という位置付けです。一般に、学会誌のほうが商業誌より格式が高く、採択されるのが難しいと考えられており、筆者も以前は学会誌＞＞＞商業誌という位置付けで考えていました。2013 年に当時の勤務先で専攻医向けに講義した「論文の書き方」

セミナーでは、「（英文にするほどではない）非没ネタは学会誌、没ネタは商業誌」と短絡的に説明していたのですが、最近は学会誌≧商業誌くらいの感覚で捉えており、投稿先の選択に際して他のファクターを加えるようにしています。というのは、ここ10年間くらいで学会誌と商業誌のありさまに以下の変化が生じたからです。

①査読の有無

これは読んで字のごとく、昨今は商業誌でも建前上は査読体制を整えるようになり、専門医の申請条件の「査読あり論文：1報」を満たすことができるようになってきました（実際に、最近商業誌に投稿した症例報告がrejectに近いmajor revisionとなり投稿先を変更したことがありました）。研究機関の業績目録などでも「査読あり」雑誌と「査読なし」雑誌を区別したりするところもありますので、やはり名目上「査読あり」雑誌に分類されるのはとても重要だと思います。

②投稿費用の問題

一般には商業誌は営利企業が運営しているため掲載に費用がかかり、学会誌は学会員の年会費で運営されているため費用はかからないようなイメージがあるのですが、これは大きな間違いです。商業誌では一定の掲載料が必要となることがありますが、基本的には雑誌販売により収入を確保する収益モデルであるため、投稿費用は無料のこともあります。一方、学会誌は原則的には費用は無料とされることが多いのですが、学会誌の発行による収益というのは見込めないため、一論文あたり一定のページ数を超過した場合は超過分を支払わなければなりません。

ここで問題となるのが、学会誌の査読は結構厳しいことが多く、アクセプトしてもらうためには査読者の意見を須らく本文に反映する必要があるため、初稿と比べて修正稿の文字数が50％増しとかに膨ら

んでしまうことです。そのような苦労をして何とかアクセプトしてもらった挙げ句に、「前略、つきましてはページ超過分の〇万円を振り込んでください」というようなお知らせが届きます（某学会の採択論文で、何度かすごい高額の請求書が来た記憶があります）。言われるがまま文字数を重ねた結果、超過料金を請求されるという事実に若干割り切れない思いを経験した方もおられるのではないでしょうか。

③雑誌自体のアクセシビリティの問題

お金を払って購入しないと読むことができない商業誌と比較して、学会誌のほうが定期的に無料で会員に送付されるために多くの人の目に触れるのではないかと思いがちなのですが、私はこれも違うと思います。というのは、学会誌自体が結構な分量であり、また一般に医師は複数の学会を掛け持ちしていることが多いため、複数の学会誌が定期的に届く環境にあることから、よほど時間に余裕がある人以外は学会誌のすべてのページに目を通すことはできないと思います。筆者は、何とか表紙のページの題名だけは確認しようと心がけていますが、ほとんどすべての学会誌が中身を開かれることなく速やかにゴミ箱に"投函"されることになります。では、どういった人が掲載された論文を読んでくれるかというと、きっとその論文のテーマとなる「症例」なり「疾患」に興味を持って能動的に医中誌などの検索サイトで検索した人ではなかろうかと思うのです。

そこで、先述したアクセシビリティの問題が生じます。私の主観では、商業誌の多くが「メディカルオンライン」などのウェブ配信サービスと契約しており、施設契約などを介して検索サイトからそのままPDFをダウンロードできることが多いように思います。一方、格式の高い「日本〇〇学会雑誌」などはこういったサービスへの対応がなされていないことが多く（会員は当然読めますが）、瞬時にダウンロ

ードすることができずに結局読むのを諦めるパターンが多いように思います。私は和文誌の投稿先を検討するにあたって、このウェブ配信サービスとの連携の有無を結構重要視しています。

④査読期間の問題……

　あえて最後に持ってきましたが、査読期間の長さは投稿先を決定するうえで個人的に最も重要視するファクターです。商業誌も査読が入るようになったので査読期間に関しては、両者とも同じではないかと思うかもしれませんが、これも違うと思います。私は学会誌も商業誌もともに編集作業に関わったことがないので以下に述べる内容は完全に素人の推測の範疇を出ませんが、商業誌は一般に 10〜20 人程度の編集委員がいて定期的に編集会議が開催されるのだと思います。ここからは完全に憶測なのですが、商業誌の場合は（査読体制が確立したばかりなので）この編集委員の中からその分野に詳しい人に査読が割り振られるのではないかと思います。その結果、編集委員は雑誌を担っているという責任感が強いため、締め切りまでに査読結果を返してくれることが多く、商業誌の査読結果がなかなか返って来ずに困るということが少ないのではないかと感じています。

　一方、学会誌も同様に編集委員会があるのですが、編集委員は多くの場合査読者を指名する業務を担っているだけで、査読が締め切りまでに返ってくるかどうかは査読者任せとなる可能性が大きいように思います。学会誌の査読結果が 3ヵ月以上返って来ずに事務局に問い合わせると、「査読者に督促しているのですが返事がもらえなくて……」というような内容の回答をもらったことが複数回あり、これは編集委員の責任ではなく依頼した相手が悪かったパターンといえます。多分、編集委員としても一旦お願いしてしまった手前、納期が遅れたからといって、やっぱりキャンセルしますとは言いにくい日本的な難しさが

あるのではないかと愚考します。

　また、日本の学会誌の査読というのは一般に選挙で選出された代議員などの役職者に回されることが多いシステムのようですが（筆者も最近漸く学会誌の査読が回ってきました）、そもそも評議員や代議員の立候補資格に論文執筆数などの要件はありません。私は、臨床系の学会の代議員の資格に学術業績が必要だとはこれっぽっちも考えていませんが（選挙で選出されるほどに人を集められる力＝人望があることが最も大事なのは間違いないでしょう）、原理上は1本も論文を書いたことがないような査読者にでも査読が回ってしまうシステムということになり、これはよくないのではないかと思います（そのようなことがないように編集委員会でうまくやっているのかもしれませんが……）。

　というのは、論文を実際に投稿して当事者にならないことには、自分の論文の査読結果を首を長くして待っている投稿者の気持ちというのはわからないと思うのです。特に、専門医の受験資格や大学院の卒業要件を満たすために査読付き論文の採択が必要な若手医師にとっては、査読の遅れは即ちキャリアの遅れに直結する大災難とも言えます。そのため、期間内に査読結果を返すことができないような依頼が届いた場合は、査読自体をお断りするというのが最善の選択肢なのではないかと思っています。

⑤オープンアクセス誌の場合

　ところで、私は最近 open access の英文誌の editor を引き受けたのですが、こういった雑誌の場合は「査読受け入れの返信メールが10日間届かなかった場合」とか「査読期限内に査読結果が返ってこなかった場合」などに自動的に査読依頼を撤回するシステムが内蔵されており、欧米的なドライさで投稿者を不利益から守っているのだろ

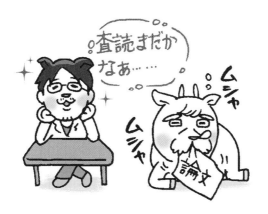

うと感じています。私としては過去の経験などから、査読結果が返ってくるのが遅かった雑誌にはあまり投稿する気にならないなというのが本音です。

　また、昨今の流れとして学会誌・商業誌ともに紙媒体の廃止の流れというのが進みつつあり、今後どのような形に収束していくのか先が見通せない状態です。個人的には、上記の 4 項目を評価しつつ、何でもかんでも学会誌がいいのだというような思考停止にならないように、投稿先を決めていこうと考えています。

英文校正会社について

　昨今は native speaker による英文校閲を謳った proofreading サービスを提供する会社が、たくさん登場しています。筆者も当然のように活用しており、英語論文の投稿の際には必須のサービスと考えています。値段は〜10 万円程度することもあり、決して安くはないのですが、これはもう必要経費と割り切るしかありません。というのは、アジア圏からの投稿については、経験上かなりの割合で査読の際にnative speaker によるチェックを受けた証明を要求されることがある

ため、アクセプトのための必要条件にしていることが多いのです。これは、適切な英語を書く努力をしたら免除されるという類のものではなさそうです。その理由は英文校正後に投稿した英語論文のほとんどで「英語が不適切」と判定され、再校正が必要になるパターンを経験するからです。プロの native speaker による校正後に再校正を指示されるということは、絶対的に正しい英語というのはないのだろうなと割り切っています（逆に、全く同じ論文を英語圏から投稿した場合はそのような指摘はこないのだろうなと思います）。

　ただし、本章で強調したいのはそこではなくて、だからどういう校正会社を選べばよいのかという点です。一般論として、商品を販売している会社の商品が不良品であった場合、先方に問い合わせると「申し訳ありませんでした、すぐに修理（交換）させていただきます」という対応になるのが普通だと思うのですが、私の経験上、英文校正会社の対応は異なることが多いように思います。即ち、商売として英文校正を提供している会社の校正後論文について、査読者から「英語を直せ」というコメントがついた場合、「すいません、こちらの責任ですのですぐに変更させていただきます」とはならずに、「承知いたしました、では再校正依頼となりますので、追加料金〇〇万円の見積もりとなります」みたいな返事が来ることが多いです。それ自体は、前もって「再校正サービスは追加料金がかかります」と明示されていますので間違っているわけではないのですが、気になるのは自らの提供した商品にケチがついたほうが儲かるような不健全なビジネスモデルを続けているのはどうなのかなという点です。

　上記のようなパターンが起こり得るので、私は最近は editage という会社の「1年間は何回再校正しても同一料金」というプラン一択にしています。これであれば、論文が早くアクセプトされたほうが、校

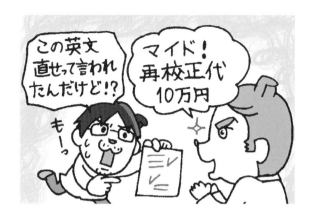

正会社側としても仕事が一つ減ることになるため、依頼者と会社の利害が完全に一致（利益相反がない）するため、一緒に論文をよいものに作り上げているという実感を得ることができ、精神衛生上もとてもよいと感じるのです。初学者は目先の安さに囚われて依頼してしまい、リジェクト→再校正ごとに小銭を失うパターンが多いように思いますので、注意が必要です。

査読への対応

基本的には査読者の意向に従う

　査読への対応については、論文執筆のマニュアル本に詳述されていると思うのでたくさん書くつもりはないのですが、学会発表を論文化する流れの中で一点だけ強調しておきたいことがあります。査読者はスポーツでいうところの審判でありますが、当該分野における経験・知識が不十分なこともあり得るということです（ラグビー経験者がアメフトの審判をさせられていたり、空手経験者がキックボクシングの審判をさせられていたりするような場合もあると思います）。その結果、当事者からすると明らかに誤審とわかる裁定（査読結果）が返っ

てくることもありますが、基本的にスポーツで審判の裁定が絶対であるのと同様に、査読結果に関しても基本的には査読者の意向に従った対応が必要だと考えています。学会発表した際に何も批判されなかった内容に、論文として投稿した際に思わぬ批判（全くのお門違いのこともある……）が出ることがあるのですが、これは学会に参加する聴衆が発表内容に親和性が高い集団（同じスポーツ経験者）である一方、匿名の査読者というのはそうではないケース（未経験者のため細かいルールがわからない人）が多いのだろうと考えています。

　こういった場合によく若手の先生から「何でそんなこと聞かれるのですか？」とか「それって当たり前じゃないのですか？　そんなことわざわざ説明しないといけないのですか？」とか「ちゃんと本文に書いてあるじゃないですか、査読者が見落としているだけですよ」というような疑問を訴えられる機会が多いのですが、個人的には「それ査読者に直接言ったらいいんじゃないの？　絶対リジェクトされるけど！」と思っています。スポーツに立ち返ると、自分に不都合な審判の裁定にいちいち異議を唱えているとそもそも競技が成り立たないので、査読者の意見というのは（多少この人わかってないなと思うことがあったとしても）基本的には受け入れるべきだと考えています。また、査読者が見落としているだけなのであれば、「ここに書いてありますよ」と返答すればいいだけですので、査読者の査読の粗探しをしても自分の論文がよくなるわけではありません。逆もまたしかりで、「ここを突っ込まれたらまずいな」と思っている箇所が案外査読者にスルーされて、没ネタがあっさりアクセプトされることもあります（こういった場合に「ここが不完全なのだから指摘してもらわないと困る！」とかいう人はいないと思うのです）。これは自分が思っていたより論文の内容がよかったのではなくて、審判が自分たちに好都合

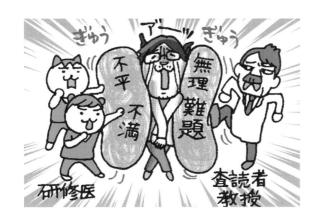

なように誤審してくれたのだろうなと思うことにしていて、次回以降の投稿に際して変な期待を膨らませないように注意することにしています。

若者への苦言

　先ほどの査読への対応の流れで今どきの若者を一針チクッと刺しておきたいので、ここで愚痴を混ぜ込みます。査読以外にも例えば倫理委員会の手続き、院内の事務的手続き、医局の書類の提出期限など医療従事者として働く場合にはさまざまな厄介事が生じてきます。なかには明らかな無駄やお門違いな要求をされることもあるでしょう（私も若い時分にそういう気持ちになったことがあります）。ただ査読者への不満を責任著者に訴えても仕方がないのと同様、そういった世の中への不満を中間管理職にぶつけても何の解決にもなりません。筆者も時々、締切に間に合わないことへの不満や事務方の無理解についての不平に付き合わされることがあるのですが、私に言ったところでどうすることもできないから時間の無駄だろうなと思うのです。根本的に解決したければ診療科長なり院長なりに直談判すればいいと思うのですが、それほどまでの覚悟もないというのが実際なのでしょう

（時々スーパー破天荒野郎がいて突撃しているのを今まで1〜2回見かけたことがあるのですが、そういう人はすごいなと単純に思います）。

　何が言いたいかというと、論文投稿にしろ社会にしろ「パーフェクト・ヒューマンではない普通の不完全な人間」が定めたルールに則って運用されている訳なので、多少理不尽に見えるところがあったとしてもそれも含めての競技なのだととらえて粛々とやるしかないのではないかなと思うのです。

若者よ、信号無視する他人に巻き込まれるなかれ

　また、若者と会話している際に「そんな（大変な）ことみんなやっていませんよ……」という反応に時々遭遇します。これは、学会発表や論文作成などの準備段階で、主には臨床データ収集に関する同意取得や、診療上の煩雑な手順の取り決めなどについて、規定をしっかり遵守して行ったのかを筆者が問いただした際の反応です。確かに、倫理委員会の申請書類や病棟のマニュアルなどが深く考えずに作成されており、実際の臨床研究の足かせになっているような場合はよく経験します。こういったケースでは、過去に行った行為に何らかのルール違反が見つかった場合は、「ルールを遵守して研究を行った」とは論文の「方法」に記載できないため、研究設計上の問題を抱えた没ネタとなります。

　こういったパターンは、計画の段階からある程度フィージビリティを考えて研究設計するべき案件であったと思うのです。

　なお、筆者は、実臨床において患者のアウトカムにほぼ関係しないような臨床研究案件に関しては、（倫理委員会が許容してくれる場合は）可能な限りオプトアウト形式を採用することにしています。これは、日本において「研究」という響きが患者さんに与える影響があま

りポジティブなものではないため、集中治療現場での医師患者関係に影響を及ぼすことをできるだけ排除したいという思いからです。また、そもそも倫理委員会の意義というのは、その同意取得が本当に必要あるのかないのかを判定してくれる第三者機関としての役割にあるのだと考えています。

　確かに、形式上は格好いいことを書いているけれど、実際は遵守していない施設はあるかもしれません。しかしながら、筆者が若者に伝えたいのは、「だからといって、自分も適当にやったらいいという話には結びつかないよ」ということなのです。他人が信号無視（ルール違反）するということは、他人が勝手に交通事故に遭遇するリスクを冒しているというだけであって、自分が同じことをした場合のリスクが軽減している訳ではありません。「他の人もやっていたから」というのは幼児の理屈であって、ただの甘えです。（筆者のスタンスとして）論文なり業績というのは人生をかけてまで積み上げるようなものではないので、そんなもののために大切な信頼を失うようなことは絶対に避けるべきです。

オープンアクセス誌に投稿すべきか

　オープンアクセス（open access）誌、いわゆる OA 誌が急速に増加しています。OA 誌の問題というのは、いわゆるプレデタージャーナルの問題とそれ以外に大別されますが、プレデタージャーナルの件は別に書こうと思います。

　本稿では、いわゆる非プレデターの（ちゃんとした査読システムのある）OA 誌は投稿先として検討すべきかという点から考察します。前提として、筆者は複数の OA 誌（「PLOS ONE」「BMC Pediatrics」「Open Medicine」）の editorial board を務めていますが、OA 誌は非

OA 誌と比べて、一般に掲載費用が高く、掲載率も高いという概念は正しいと思います。というのは、査読者として OA 誌に投稿された論文を評価する際の選択肢として、通常であれば、reject、major revision、minor revision、accept の選択肢のところが、substantial revision（高度の修正を要する）、moderate revision（中等度の修正を要する）、minor revision（軽度の修正を要する）というリバイス（修正後採択）前提の選択肢であり、査読に回った論文に関しては reject の選択肢がない雑誌ということも経験するからです。上記の個人的経験により、OA 誌のほうが非 OA 誌と比較して掲載率は高いと思っています。

　一方、掲載費用に関しては、OA 誌では症例報告であっても 10〜20 万円程度請求されることが一般的ですが、これはアクセプトされた場合に限ったもので、多くの OA 誌は投稿自体に費用は掛かりません。日本の某学会の英文誌のように、すべての論文投稿に際して一律 20 ドルを請求するような学会誌もあることを考えると、OA 誌は論文を掲載しないことには収入を得る手段がないことから、これも採択率を高める一因になっているのだと思います。

　ただし、筆者は、OA 誌は多くの論文が（比較的緩い査読により）採択され、高額な掲載費用を請求されるため、意義が乏しく、投稿を積極的に推奨しないというスタンスではありません。まず、OA 誌が近年隆盛な原因の一つとして、採択率が高いわりに、論文の被引用率の指標であるインパクトファクターが低くない、むしろ既存の非 OA 誌と比較して高いという特徴があると思います。筆者が最も強く本特性を意識したのは、日本の某学会の英文誌に投稿して editor kick（門前払い：査読に回らずリジェクト）だった論文が、同系列の出版社内の OA 雑誌である scientific reports に回され、最終的に採択されたこ

とがあったときで、後者のインパクトファクターのほうが、前者のそれよりも高かったのです。インパクトファクターは、その雑誌に載る論文が平均でどのくらい引用されるかの指標であるため、かつては優れた論文（＝いい雑誌に載る論文）のパラメータでしたが、近年は優れた論文であるかどうか以上にどれほど人の目に触れるか（いい雑誌は当然探してでも読みに行きますが、そこそこの雑誌でもネット検索で気楽にヒットすればとりあえず読んでみようということにもなるでしょう）の指標に変化してきているように思います。OA誌はインターネット接続さえあれば、出版社と高額な契約を締結している研究機関でなくてもすぐに読めるため、自宅で文献検索をしているときなどは、ほぼOA誌一辺倒になります。

　ここで、先述した研究して論文を書く意義を再度考えてみましょう。学術的な評価はよほどのことがない限りどの雑誌にアクセプトされたかという一点で決まってしまうと思うのですが（つまり、アクセプトされた時点である程度かたがついていると思います）、その発表された論文が人の役に立つのかどうかについては、読者の目に触れて、診療に何らかのポジティブな影響を与え、最終的には少しでも患者予後が改善するかどうかだと思います。この一点において、OA誌というのは、例えばバイト先の病院の救急外来で生じた疑問をスマホ1つで解決できるツールとなる可能性があります。そのため、ある程度世の中に認知されているものに関しては、非OA誌より好ましいのではないかと思います。ちなみに、昨今非OA誌であってもオープンアクセスの選択肢があり、オープンアクセスにしたい場合は20〜30万円請求されることがザラにありますので、世界の読者に広く気軽に読んでもらうためにはある程度の費用が必要なのだろうと考えています。

いわゆるプレデタージャーナルについての個人的感想

プレデタージャーナルの特徴

　私自身はプレデタージャーナルについて厳密な定義付けをしているわけではないのですが、「査読が粗く（そもそも査読がないこともありそう……）、通常の OA 誌なみの掲載料を取られるにもかかわらず、ほとんど人目に触れない雑誌」のことをイメージしています。先述してきた私の価値観からすると、他者に読んでもらえないというのは一番大きなデメリットです。その他、プレデタージャーナルの特徴として、①スパムメール並に「Greeting！」とか「Dear Professor」のような誰にでも転用可能な文面で始まるお誘いメールを送付してくること、②送付元の担当者が editor in chief ではなく editorial assistant などの非科学者であること、などがあるように思います。これらの雑誌は正直あからさまに怪しいので投稿する気にもならないように思います。

結局、PubMed に掲載されるかどうかではないか？

　ただし、他者に読んでもらえない点を除くと、査読は正直甘めのほうが有り難いと思いますし、掲載費用が高いから悪い雑誌というわけでもないと思います（「Nature Communications」に何十万請求されてもやられたと思う人は少ないでしょう）。そのため問題になるのは、結局 PubMed の検索にかかるかどうかではないかと思うのです。個人的には最近は PubMed の検索にかからない雑誌は無料であっても投稿しないことに決めています（理由は後述にて）。一方、多少お金がかかったり、名前もあまりよく知らないような雑誌であっても、PubMed に掲載される雑誌に関しては投稿対象から除外しないことに

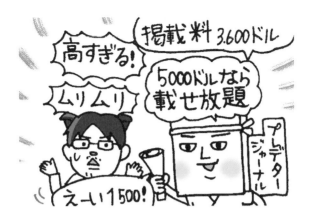

しています。

実録：プレデタージャーナル投稿

　偉そうなことを言っていますが、筆者もプレデタージャーナルとされる雑誌に投稿したことがあります。その理由は、論文がどこにも通らないためやむを得ずというよりは、（留学直後に）暇で時間を持て余していたため、プレデターの罠と認識しながらもあえて投稿してみた感じでした。某「Journal of Neonatal Biology」という雑誌に一絨毛膜性双胎における BNP の役割に関するレビュー[2)]を投稿したのですが、投稿1〜2週間後に自分自身にこの論文の査読依頼が回ってきて（当然断りましたが）、これはやばい雑誌だと痛感しました。しかしながら、最終的に3人の査読者に回り、うち1人はしっかりとしたコメントをくれたため修正し、採択されました。

実録：プレデタージャーナル採択後

　ここから先の顛末について書きたかったのですが、採択メールもそこそこにいきなり3,600ドル払えというメールが来ました（共著者にも）。「依頼原稿なのにそれは高すぎるだろ」と返信したら、「あと1,400ドル加えて5,000ドル支払ったら1年会員になれるからそう

すると以降の掲載料はフリーだ」と言われました。もう話にならないので、「じゃあ、掲載を辞めます」と返信したら、「待て、待て、じゃあ幾らなら支払えるのか」みたいな生々しい話になってきました。その間のメールのやりとりが今や残っていないので詳細には覚えていないのですが、バンコクの屋台街みたいな交渉を繰り返してどうも最終的に 900 ドル（当時は円高ドル安でした）で折り合いをつけたようでした。

　その時点では、論文としての体裁を整えてもらい、オープンアクセスにするのであれば、そのくらいの掲載費用は妥当と考えていたのですが、今となってはやはり無駄だったなと思っています。というのは、せっかく一生懸命書いた論文が読まれている気配が一向にないのです。これは、OA 誌といえども PubMed に掲載されない限りは、検索でヒットせずに結局人目に触れないということなのだと思います。この経験から、私は（プレデター系も含め）OA 誌の投稿要件の一番手にPubMed に掲載されることを挙げることにしています。

#当該のレビュー論文自体は自分的にはかなりのクオリティだと考えておりますので、周産期医療に従事されている読者の皆さんに一読いただけると大変うれしいです。

1）藤岡一路ほか. 特発性肺ヘモジデローシスを合併した新生児期発症血球貪食性リンパ組織球症の 1 例. 日本未熟児新生児学会雑誌. 22（1）, 2010, 97-103.
2）Fujioka K, Nakao H. N-Terminal Pro-brain Natriuretic Peptide and Cardiovascular Adaptations in Monochorionic Diamniotic Twins. J Neonatal Biol. 3（1）, 2014, 124.

(4) 専攻医クラスの臨床研究のTips

個人的な Tips

　繰り返しになりますが、本書は論文執筆のためのマニュアル本ではありませんので、本質的なことについては一切触れません。ただ、個人的に知っておいてもらったほうが本書の理解が進むのではないかと思われる点についてのみ、特に倫理委員会と統計学的手法に関して我流の Tips を述べたいと思います。

倫理委員会って必要ですか？

　本書の対象は症例報告と後方視的研究ですのでその 2 者に絞って考えますと、倫理委員会の承認は前者では不要、後者では必要というか必須と考えています。

症例報告では

　まず、症例報告については、発表に関して患者さんの了解を得られている限りにおいて、さらなる倫理的配慮は不要と考えています。これは逆説的に言うと、臨床上の意思決定というのは絶対的な倫理観に基づいて行われるべきであり、倫理的な判断を仰がないといけないようなケースというのは採択が厳しい没ネタなのではないかと考えるからです。実例で示したように、その時点では最善と判断して施行した医療行為が retrospective に見るともっとよいやり方があったのではないかというようなケースはよくあるでしょうし、また当該時点にお

いて倫理委員会をタイムリーに開催してもらうことはほぼ不可能ではないかと思うからです。

　ただ、私自身も思い違いをしていたのですが、昨今よく話題になる Institutional Review Board（IRB〔いわゆる研究を対象とする倫理委員会〕）と別に Clinical Ethics Committee（臨床倫理委員会）というものが組織されていることがあり、後者は（研究以外の）臨床上の倫理的判断を比較的早期に行ってくれる傾向があるようです。ですので、論文化のためには倫理的評価が必須と思われるようなケースを経験した場合に備えて、どれくらいのタイムスパンで評価してもらえるのかを確認しておくことも意味があるように思います。

後方視的研究では

　一方、後方視的研究というのは既に終わってしまった行為・事例を振り返って、何らかの結論を導き出そうというものです。その倫理審査の特性上、診療行為そのものではなく、カルテなどからデータを集めて解析するという行為に対して倫理判断を行うわけですから、（患者さんのデータを紛失するとか、口外するとか非常識なことさえしなければ）一般には倫理的問題が起こりようがなく、面倒な手間をかけて倫理審査を受ける意義が見出しにくいように思います。これは初学者が陥りがちなピットフォールのように思いますし、実際に私も最初はそう考えていました。

　しかし、倫理審査を受けて理論的に落とされる可能性がないのであれば、努力すれば必ず「IRB approval」が得られるわけです。昨今、論文投稿の必須項目に倫理審査が入っている雑誌も増えてきていますので、「IRB approval」の一文があるのとないのでは、その研究（論文）の意義は大きく異なってきます。またそれ以上に、倫理委員会というのは論文作成の際の Introduction と Method を peer review して

positive feedback をくれる極めて貴重な機会なのです。どういうことかと言いますと、倫理委員会に提出する研究計画書というのは、主にその研究の意義・必要性と、どのような対象に対してどのような解析を行い何を明らかにしようとしているのかを記載するのですが、これは即ち完成論文の Introduction と Method そのものに相当します。倫理委員会にこれらのポイントをチェックしてもらうことで、Introduction に欠けているポイントがクリアになりますし、Method の誤りを前もって指摘してもらうことができます。

　私は、論文の構成として、Method へ対応して Result を、Introduction へ対応し Discussion を記述することにしているのですが、Introduction と Method に非がある状態で論文全体を書き進めてしまうと、後から全体の修正が必要になる可能性が出てきます。ですので、後方視的研究は論文執筆を考えた段階で、まず倫理委員会の書類を作成するように指導しています。結果のデータがなくても作成できますので、学会発表の抄録作成前くらいからとりかかるのが理想ではないかと思います。また、一息で序文、方法、結果、考察と４項目も書き上げようと思うと途方もない道程のように感じてしまい、筆が進まないことが多いかもしれません。しかし、倫理委員会の研究計画書の内容をそのまま序文と方法に転用することで、結果と考察を仕上げるのみで論文が完成する状態になり、筆が進みやすくなる効果もあるように感じています。ですので、後方視的研究ほどしっかりと倫理委員会の申請を行うべきだと考えています。

うまい文献検索の仕方を教えてください！

　結論から言います。Google 検索一択です。論文の書き方のマニュアル本とかを一読すると、だいたい PubMed の詳細検索機能を用い

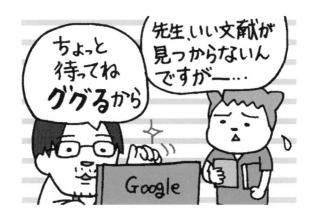

た文献検索の仕方に関する項目が設けられていて、私自身もよく理解できていないのですが、「MeSH（Medical Subject Headings の略、医学用語の見出し〔メッシュ〕）を駆使することで、「neonate」「newborn」「neonatal」などのワードを一纏めにして検索することができます」というような解説が載っています。

　私も昔は便利だなと思って MeSH を使いこなせるようになろうと努力したのですが、そもそも systematic review とかのように包括的な文献検索を必要としている訳ではないうえに、いちいち目的とするワードの MeSH が何であるかを調べるのが面倒であることから挫折しました。実際、systematic review をしないその他大勢にとっては、（余すことなくすべての論文を拾い上げることではなくて）目先のキーワードと最も関連する論文が見つけられるかどうかだけが重要なのだと思いますので、その目的では圧倒的に Google が有能です。Google であれば PubMed 掲載論文以外の論文もしっかり拾い上げてくれますし、疾患に関するホームページや薬剤の臨床研究に関する書類などの論文以外の学術情報も検索してくれます。ですので、私は一般に、まず Google で当たりをつけてから、その論文および関連論文

をPubMedからダウンロードすることにしています（大学図書館の出版社との契約の観点で、PubMedからしかfull articleへのアクセスがないことが多いため）。

　この理由は、そもそも検索行動自体（利用者の検索動向の把握およびアフィリエイト広告の表示）を営利上の目的としているGoogleと、アメリカ国立衛生研究所の慈善事業の側面が強いPubMed（実際、予算が認可されない事態などではメンテナンスが停止したりする）とで、利便性のサービス面を比較した場合に前者が優るのは至極妥当なのです。学術は今後も拡大していく産業のような気がするので、今後はより一層Googleの優位性が伸びてくるのではないかと思います。ですので、筆者的には、若い読者には無理にPubMed検索法に習熟しようとせずに、Googleさんにお任せするというスタイルを追求するのをお勧めします。

統計って一回腰を据えて勉強しないと駄目ですか？

　これも結論から言います。筆者も統計のことは結局よくわかりません。研修医や専攻医が臨床研究に取り組む際に、一番難しそうに感じるのが統計学的解析ではないでしょうか。同時に、元々理系脳の持ち主である読者の皆さんであれば、臨床上の仮説を数学的に証明するというアプローチへの期待感もかなり高いのではないでしょうか。

筆者の統計への取り組み方の変遷

　筆者も研修医のときに、初めてエクセルでt検定を行ったときのワクワク感はかなり大きかったような気がします。それから、医学統計が理解できれば多くの臨床課題をロジカルに説明できるのではないかと医学統計の教科書を何冊も購入して勉強する努力をしたものです。

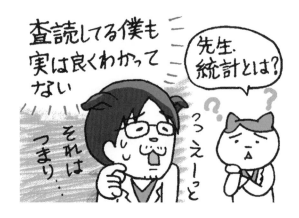

ただ、その結果とてもよくわかったのは、世の中に回答が用意されて
いる問題に取り組んでいる訳ではない以上、自分が当てはめようとし
ている統計学的手法が妥当なのかどうかというのは自分では判定でき
ないということでした。

　そこで、次に統計の専門家に毎回どの統計学的手法を当てはめるの
が正しいのかを確認してもらえばいいのではないかと考えるようにな
りました。正解が記載されている例題を解いているうちに、練習問題
もできるようになるのではないかというアプローチです。ところが、
これもうまくいきませんでした。というのは、統計の専門家とされる
先生は、基本的に「これが正しい、それ以外は間違い」みたいな断定
的な物言いをされることはないのです。多くの場合、複数の解析法を
提示してくれて「Ａという方法もありますよ、Ｂという方法もありま
すよ、Ｃという方法もありますよ」と教えてくれるのですが、ＡとＢ
とＣの使用目的の違いが門外漢からするとあまり判然とせず、結局
どれが一番いいのかわからないというパターンをよく経験します。ま
た、複数の統計の先生にお話を伺った場合も、皆ほぼ異口同音に「こ
ういう研究なら必ずこの統計手法を使えば正解というような手法はな

いから」と仰っていたので、統計学的手法を機械的に使いこなすというのは無理なのだろうなと結論した次第です（どちらかというと数学的というよりはアート的な印象を持っています）。

　同時に、「私がこれが正しいと言ったからと言って、他の統計家は違う意見を持っている可能性もあるので、正直絶対的な正解はないのです」というような論調のお話も伺いました。そこで、最近は統計の専門家ですら統計手法の使い方の絶対的な正否がわからないのであれば、自分が多少怪しい統計的アプローチをしたところで頭ごなしに否定されることはないだろうという考えのもと、以下の極シンプルなルールのみに則って統計的解析を行っています。

迷ったら基本的にマン・ホイットニー検定

　後方視的検定で最も行う頻度の高い比較が、2変量の比較だと思います。この検定において、私が理解しているのは「正規分布する標本の比較においてはt検定、正規分布しない標本の比較においてはマン・ホイットニー検定（他）を用いる」というルールだけです。臨床上の数字を扱っていると、よく経験するのがt検定では有意差が出るのに、マン・ホイットニー検定にすると有意差が出ないパターンです。若いころは、何とか有意差を出すためにt検定を使用する妥当性を証明しようと思って、対象が正規分布することを証明する方法とかを勉強したこともあったのですが、何年間か統計学的解析と付き合った結果として気づいたのは「正規分布することは研究者自身が証明する必要があるが、正規分布しないことを研究者自身が証明する必要はない」ということです。

　これは、マン・ホイットニーで有意差が出る場合はt検定で解析しても有意差が出ることが多いことと関係していると思います。また、（検査値とかを除いた）臨床データの多くは正規分布しない前提で取

り扱われていることが多いため、マン・ホイットニーを使っていてt検定に直せと査読者に言われたことはありません。こういった訳なので、そもそもの探索的な解析においてマン・ホイットニーを使うようにしておくと、詳細な解析で有意差が消えて意気消沈するというような事態に遭遇することがぐっと減りました。ですので、迷った場合はとりあえずマン・ホイットニー検定とすることにしています。

カイ2乗検定とフィッシャーの直接確率検定法

　物凄く原始的な言い方をすると、2変量の平均とか中央値とかを比較するのが先述のt検定とかマン・ホイットニー検定といわれるものでしたが、2群間の割合（比率）を比較するものがカイ2乗検定やフィッシャーの直接確率検定法といわれる2×2分割表の検定法です。これについては、エクセルのフォーマットに数字を入力すればp値が返ってくるようなソフトを用いて検算しているのですが、厳密な使い分けは正直よくわかりません。対象とする群のサンプル数に応じて使う検定法が変わる（？）というようなことを勉強した気がするのですが、結局そのサンプル数を多いと捉えるか少ないと捉えるかというところが主観的な要素を含むように感じたため、自分の中で簡便なルールに落とし込むことができませんでした。

　そこで、この2群間の割合の比較に関しては、参考にした既報の研究がある場合はそれと同じ手法を採用することにしていますが、ない場合も多いです。そういう場合はとりあえずカイ2乗検定を用いて統計学的検討を行ったうえで、方法の項に「2群間の割合の比較にはカイ2乗検定を用いた」と明示することにしています。仮に、異なる手法を用いたほうが相応しい場合は査読者が指摘してくれるはずですし、感覚的に2群間の割合の比較に関しては異なる統計手法を用いた場合でも、より有意差が出やすい手法のようなものはないよう

に感じています。つまり、あまり結果がひっくり返るような事態にならないだろうと思うのです。

サンプルサイズの計算

　後方視的検討においては、過去に遡って症例数を増加させるということが物理的に不可能であるため、サンプルサイズの計算（いわゆるパワーアナリシス）はあまり意味がないように思っていました。しかし、ある論文[1]で査読者から検査する対象症例数を決定した根拠としてパワーアナリシスのデータを求められたことがあります。実際は過去に検査を行った症例全例を振り返ってエンロールしただけの検討だったのですが、サンプルサイズの計算というのを勉強したことがあります。その結果、サンプルサイズの計算を行うことは思いのほか重要であることに気づきました。

　というのは、特に結果が negative data だった場合に、それが本当に関連がないのか、それとも症例数が足りないため有意差が出ていないだけなのかをある程度まで説得力をもって示すことができるからです。Positive data の場合（即ち P 値が 0.05 未満の場合）は、対象症例数にかかわらず 20 回に 1 回しか起こらない程度の低い偶然性が担保されますが、negative data の場合はそういった説明ができません。よく学会発表などで、「現在までの解析では有意差が出ていないのですが、（傾向は認めるので）もっと症例を集めて解析していきたいと思います」というようなコメントを耳にすることがありますが、これはひとえに「20 回に 1 回の偶然が生じるまで何度もサイコロを振ってみます」と言っているのと同義のように思います。というのは、有意差が出た結果に関して「まだ症例数が少ないので、本当に有意差が消えないかもっと症例を増やして引き続き検討します」というコメントを聞いたことがないからです。私も大して詳しくないのですが、多

Chap.
4

⑷ 専攻医クラスの臨床研究の Tips　臨床研究の Tips

分パワーアナリシスの概念を理解している人であれば当該研究の症例数が十分なのかそうではないのかを理解しているはずなので、症例数不足の状態で中途半端なデータを発表することもないと思います。

　以上、前置きが長くなりましたが、サンプルサイズの計算は思った以上に簡単です。完全な研究というものは存在しない訳ですので、その研究が含有するエラー（過誤）の可能性が受け入れ可能なくらいに低いことを示すのが目的となります。読者の皆さんも医学統計の授業で習ったことがあると思いますが、エラーには2種あり、「本当は差がないのに、差があるという間違い」（αエラー〔偽陽性〕）と、「本当は差があるのに、差がないという間違い」（βエラー〔偽陰性〕）があります。ここで最も重要なのは、慣例的にαエラーの水準は5%以下、βエラーの水準は20%以下と設定されているということです。エラーの許容水準を厳格に下げれば下げるほど必要症例数が多くなる計算になりますので、私は（後方視的検討においては）基本的にαエラー5%、βエラー20%を採用することにしています。上記を設定すれば、あとは統計ソフトに数字を入力すれば必要症例数の結果が返ってくるのですが、少し注意が必要なのはβエラーの代わりに100-βエラーの確率で表される検出力（感度）を入力するソフトもあるということです。検出力は完全にβエラーによって規定されるので、慣例的に80%以上に設定することになっています。経験的には上記の設定にした場合に、各群数十例程度の単一施設でもエンロール可能な程度の症例数が返ってくるようになっています。つまり、深く考えずにカルテから集めた症例データというものにパワーアナリシスのお墨付きを与えることができるようになるので、覚えておくのも悪くないと思います。

サンプルサイズの計算をして症例数が足りない研究であることがわかったとき

　一方、パワーアナリシスを行った結果、当該研究の結果は α エラー5%以下、β エラー20%以下には収まっていない（必要な症例が足りていない）ということが明らかになってしまうことがあります。有意差が出ている場合はそのまま押し切れるのであればそれでよいと思うのですが、査読者からサンプルサイズを計算したのか指摘されると窮地に追い込まれることになります。

　私は自分が指摘されたことで結果的に勉強になったので、サンプルサイズの計算について査読で指摘するのが好きです。そういった場合に（査読者として）それなりに有効だなと納得した回答の仕方が、同様の過去の研究を持ち出してきてそれと比べて症例数で劣っていないと主張する方法です。理屈的には、もはや症例数を増やすことが不可能な後方視的研究に対してサンプルサイズを計算して研究をデザインしたのか問いかけるというのもやや無理筋なところがあるので、同程度の症例数の同様の報告がある場合には OK ということにしました。「後方視的検討なのだからサンプルサイズを計算することに意味がありません」というようなコメントも付随してきて、共感したのを思い出しました。

多変量解析

　多変量解析も後方視的研究の統計手法の花形であり、複数の交絡因子が絡まり合う過去のデータから、独立した寄与因子を数学的に見つけ出すという極めて魅力的な解析法です。ただし、多変量解析こそ誤用しやすいというか何が正しいかわからない解析法であるため、私は以下のルールに則り活用しています。そのルールは、組み込む因子は2群のうち症例数が少ないほうの1/10 までにするということです。

即ち、患者群と対照群が 50 例ずつのような検討においては、組み込める因子は 5 個までということです。ただ、実際には性別、年齢、体重などの各自固有の因子を組み込む必要があるため目的因子は 1〜2 個程度しか組み入れることができず、「多」変量解析になり得ないことが（最近の私の研究では）ほとんどです。

　昔は、単変量解析で有意差が出た（P ＜ 0.05 となった）因子をすべて組み込むとか、すべての因子をステップワイズ法に強制投入して選択された因子を多変量解析する、というような機械的なアプローチを好んで行っていました。しかし、どうも統計の専門家の先生に伺うと、どの因子を組み込むかという選択にこそ臨床家の知恵が生かされるところだそうです。つまり、「ブラックボックスのように考えてよくわからないから、すべて放り込んで出てきた答えが統計学的に正しいと思い込む」という考え方は間違いのようです。こちらもアートの側面が強いのだろうなと感じており、その領域まで踏み込めていない門外漢があまり生兵法で深入りしないほうがいいのではないかと感じています。

Youden Index

　多変量解析の代わりに、最近は個々の独立変数がアウトカムをどの程度予測するのかの指標としての Youden Index を用いることが多くなっています[2]。Youden Index は（感度＋特異度− 1）で表される指標であり、それが最大値となる変数の組み合わせが最も予測・診断に有用であるというロジックで、想定されるすべての組み合わせを計算しています。

　結果的に Youden Index が最も高くなる変数（の組み合わせ）が予測に最も有用ではないかという結論を導き出せるため、臨床論文の作成の際に重宝します。ただし、その前提として、「変数間の交絡に関

しては調整できない程度の症例数であった」という事実が必要になるように思います。

P 値の設定

　最後に、自分の中で最も目からウロコ的な発見であった統計的アプローチは、P 値の設定についてです。一般に、P 値は 0.05 を基準に有意判定する印象がありますが、これについても 0.05 が絶対という訳ではなく、ある程度融通してもよいということでした。ただ、当然 0.1 とかにしてしまうと 10 回に 1 回生じる偶然を拾うことになり、説得力が欠けてしまうため、0.05 より大きな数にするのはご法度だと思います。

　一方、0.05 を 0.01 にするのは特に断りなくても大丈夫なようです。これは先述の α エラーの確率を厳密に調整したいという姿勢の表れといえると思いますが、多くの変数を扱った場合に時々思いも寄らない因子が 0.04 程度の P 値で有意な変数として上がってきてしまうことがあります。例えば、「母体の飲酒歴があるほうが、新生児が仮死なく元気に生まれる可能性が上がる」というような具合です。何らかの交絡因子があり、妥当な結果であると判断できる場合はそのままでもいいですが、「臨床医の判断として」明らかに α エラーだと判断できる場合は、そもそものP 値の縛りをより厳しくすることで有意な変数を減らしてしまうほうがストーリーがシンプルになることをよく経験します。逆に、その際に一緒に消えてしまう程度の有意差であった場合は、目的とする因子も本当に有意なのか疑ってかかるほうがいいのではないかと思います。

　大規模コホート研究などで、1,000～10,000 例とかの症例を用いた解析を行う場合は些末な差でもすぐに有意差が付いてしまう印象がありますので、P 値は厳しめに設定したほうが探索的な研究において

も本質を見失わないのではないかと思っています。

＃以上の統計に関する項は、編集部から執筆を勧められたから書いたので
あって個人的にはあまり気が進みません。完全に筆者の主観であるため、
統計の専門家に「それ間違ってるよ」と言われた場合は間違いです。と
いう訳ですので、過剰に盲信しないようにお願いします。

1）Fujioka K, et al. Association of a vascular endothelial growth factor polymorphism
with the development of bronchopulmonary dysplasia in Japanese premature
newborns. Sci Rep. 25（4）, 2014, 4459.
2）Nishida K, Fujioka K, et al. Prediction of Neurodevelopmental Impairment in
Congenital Cytomegalovirus Infection by Early Postnatal Magnetic Resonance
Imaging. Neonatology. 117（4）, 2020, 460-6.

番外編

依頼原稿と投稿論文で求められるものの違い

初学者のピットフォール

　研修医とかに初めて症例報告を書いてもらった場合にとても多い誤りであるため、あえて書かせていただくのですが、Introduction に疾患概念の説明を長々と書きすぎるという問題があります。特にひどい場合は、専門家の先生が記した総説の解説をそのまま序文にすべて書き写してしまい、どこにもオリジナリティがないということをよく経験します。頭の中に伝えたいメッセージがないから、とりあえず余白を埋めようと思って大事そうな情報を書いていったらすべて大事だったということだと思うのですが、予防する方法があります。

　それは、とりあえず文章を書いてみるのではなく、頭の中でその症例についてウリを何度も吟味することです。本質的に論文化するような症例というのは、何らかの他者に伝えるべきメッセージというものがあるはずなので、そのメッセージをいかにすれば伝えられるかというのを考えるのが重要だと思うのです。決して、疾患の一般的な頻度や、一般的な臨床症状の内訳について伝えたいわけではないはずです。頭の中で、こういうことが伝えたいという骨格を固めたうえで、それを伝えるために必要な最小限の情報のみを修飾する感じにすればオリジナルな Introduction につながるように思います。

依頼原稿は初学者向き

　一方、商業誌などの依頼原稿に関しては、一般に出版社から「新生児黄疸について」とか「先天性サイトメガロウイルス感染症について」とかお題をいただくことが多く、そういうものの場合は一般的な知識を読者に提供することが重要になります。そこで、初学者のいろいろな文献から情報

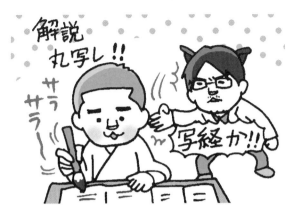

を引っ張ってくる力が役立ちます。ある程度論文などを書いた経験がある場合、既知の知識を整理するという作業は面白みがなく、また多少尖った（一般常識に反するような）意見を主張してみたいという欲求があるため、与えられたテーマから逸脱しそうになりがちです。また、自分の中で診療スタイルが確立してしまっている場合は、新規の知見や手法などを積極的に取り入れなくても何となく日々過ごせてしまうため、Up to Date な情報に無知な可能性もあります。

　こういった観点から、私は依頼原稿に関しては基本的に若手の先生と共著にすることにしています（ほぼ草稿を書き上げてもらい、私は手直しするくらいにしています）。一般的な内容を平易に伝えることが重要なので、若い先生の書いた内容は基本に忠実で（面白みはないですが）わかりやすいなと感心することが多いです。ですから、初学者にはどんどん依頼原稿を手伝ってもらって文章力を高めさせるというのがいいのではと個人的に思っています。

学会発表・論文作成のチャンスが得られるかは、学級委員長になるのに似ている!?

クラスで一番賢くなるのは努力次第で可能

　さて、本書を読んでいただいている皆さんのほとんどは、研修医や専攻医などの若手医師ではないかと思います。そのような皆さんは、基本的には努力して受験勉強に取り組んだ結果、厳しい入試に合格されて医学の道に進まれたのではないでしょうか。4年制大学を卒業してから医学部を受験するアメリカなどとは異なり、高等教育終了後速やかに医学部に進学する日本の医学部受験制度では、単純な学力が合否の決定に最も大きなウェイトを占めます。

　学力の向上は、自分一人でコツコツと努力を続ければ（程度の差こそあれ）必ず達成でき、自らを高めれば高めるほど入学できる大学のレベルも一般に上昇します。医学部でも同様に、真面目に勉学に励み、定期的に催されるテストでいい成績をとればとるだけ「優」の個数は増えるでしょう。つまり、医師になるまでのキャリアのほぼすべては自分の努力次第で必ず報われるといえます。

学級委員長になるのは、努力だけでは無理

　一方で、読者の皆さんで小学校時代に学級委員長をやった経験がある人はどれくらいおられるでしょうか？ クラスで一番賢かった人の割合のほうが、学級委員長をやった経験がある人より多いのではないかと思います。学級委員長というのは一般には頭がいい人がやるイメージがありますが、クラスで一番の成績をとったからと言って自動的に学級委員長に選ばれるわけではありません。学級委員長になりたいと思うか思わないかは別にしても、単純な学力だけではなく、人気などの複数のファクターが関与してきます（特に子どもの頃は、勉強ができる子よりも足が速い子が人気者になりがちです）。

　医師（社会人）のキャリアパスが学生と最も異なる点は、この自己努力

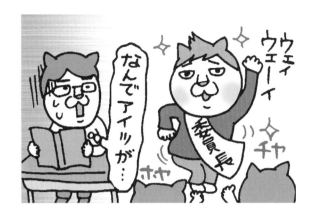

以外の複数のファクターが必要になる点で、日々の診療にコツコツと真面目に取り組んで、医学書でだれよりも知識を得る努力をしたとしても、自動的にチャンスが得られるわけではないという点をよく認知しておく必要があります。逆説的に言うと、たいして努力もしてないのにチャンスが与えられる人がいることも事実であり、それがいわゆるマニュアル本でステレオタイプに語られている「上司から学会発表しろと言われたけど、何から始めたらいいのか全然わかりません」というスタンスの人ではないかと思うのです。

本稿は真面目に努力しているけど学級委員長になれなかった人が対象

　本稿では、「学会発表とか面倒なことはしたくないのに上司からせっつかれて困る」というスタンスの人ではなく、「学会発表・論文作成したいけどどういうふうにしたらチャンスを得られるのかわからない」という前向きなスタンスの人をターゲットに解説したいと思います。過去のキャリアパス本とかでは、「若いうちからどんどん発表・研究をして、業績を出したほうがいい」というような論考がよくなされているのですが、実際やりたいと思ったからすぐできるわけではないのになあと筆者は感じていたのです。

なぜ勝手に臨床研究を始められないのか？

受験勉強と臨床研究の違い

　前述の内容を再度噛み砕いて、以下に説明したいと思います。いわゆる受験勉強は完全な一匹狼でもできます。誰とも交わらずに家で勉強し、高卒資格試験をパスすれば、いわゆる教師の指導を受けずとも東大医学部に入ることも理論的には可能です。一方、医者の世界では、特に若いうちは仕事を完全に一人でマネージすることはほぼ不可能です（一人ですべてこなされている開業医や一人医長の先生は除く）。一人の入院患者の主治医業務を考えても、当直時間帯は誰か他の同僚がみてくれているでしょうし、処置を手伝ってもらったり治療方針の助言を受けたりすることもあるでしょう。

　ですから、一人の患者さんすら自分一人で満足に診療することはできないと言っても言い過ぎではないと思うのです。過去の複数の患者データをまとめるタイプの後方視的研究に至っては、自分がみたこともない患者さんのデータが含まれていることもザラにあります。結局、研究に用いるデータというのは個人のものではなく、その患者さんの診療を担当したグループ全体のものなので、自分一人ですべてマネージしたからこの研究に関しては誰の意見を聞く必要もないということは起こり得ません。

社会人としての常識

　また、社会では、個人の名前だけで物事を発信するということもないので、所属病院・所属科の〇〇といった肩書で研究を発表することになります。その際、万一発表内容に誤りや批判があった場合にあなた個人の責任ではすまなくなり、場合によっては上司（指導者）が責任を問われるような状況も起こり得ます。ですので、やはり肩書を用いて何らかのアウトプットを行うには、所属診療科全体の許可ひいては責任者（上司）の許可が必要なわけです。

いつから研究できるかは運次第なのか？

　では、（やる気があるのに）偶然上司から学会発表の指示が下るのを待つしかないのかという話になりますが、ある程度運のいい人は指導が好きな上司の元で偶然仕事をすることになるので、「急に○○をまとめろと言われた」「急に○○の地方会で発表するようにいわれた」という話になり、学会発表について解説したマニュアル本によくあるストーリーの登場人物のようなパターンになります。ただ、このような展開を待っていて、卒後2年間発表の機会がなかったというような感想が書かれている本を読んだこともあるので、不幸な場合はやる気があるのにチャンスがめぐってこないということもあるでしょう。

　私個人としては、やりたくないものをやれと言われた場合は断ればいいと思うのですが、やりたくてもやれと言われないことには開始できないというのが（臨床）研究の難しさのすべてなのではないかと思っています。また、もっと自分が成長し、他にもいろいろなことをしたいなと思った場合でも、ただ上司の指示を待っているだけではいつ次のステップに進めるかわからず、もどかしい気持ちになることもあるでしょう。

自分から「研究したい」と提案するのはどうか

飛び込み営業

　よほど勝算があるのであれば「この症例を学会で発表できないでしょうか」とか「過去3年のこの疾患を振り返ってまとめてみたのですが、こういうことがわかりました」と提案するのはありだと思います。ただ、指導医から何も言われていないのに急に研修医から提案するのは少し躊躇しますし、断られた時の心理的ダメージも大きいように思います。また、本当に目処の立たない課題を提案し無駄に上司の評価を落としてしまうリスクもあるかもしれません。また、あなたの目の付け所がよかったとしても、その場で上司が熟考してくれずに没ネタと判断される可能性もあり、結局

お蔵入りになる可能性が高いように思います。努力を無駄にしないという観点からは、唐突に自ら提案するのは失敗の可能性が高く、あまりお勧めできません。

症例検討会や勉強会

　一方、科内（院内）で定期的に行われる症例検討会や勉強会のような場での発表は自己提案のよいチャンスであるといえます。筆者がかつて勤務してきたすべての病院において、この種の発表の機会は必ずありましたから、臨床医にとって普遍的な機会といえると思います。特に、研修医や専攻医の教育のために行っている側面が強いので、学会発表を卒後2年間経験できない研修医というのは起こり得ると思いますが、症例検討会での発表の機会がない研修医はいないのではないでしょうか。

　一般に、クリニカルカンファレンス（「CC」と略される）は、研修医・専攻医が研修期間中に勉強したことを発表するための会であり、多くの場合は経験した症例についての一般的な知識を披露する場になります。ただ、このクリニカルカンファレンスで時々、指導医も知らないような最新の知見を報告してくれる研修医や、過去の同様の症例をまとめて発表してくれる研修医がおり、そのまま学会発表してもいいくらいのクオリティの内容のことがあります。そういった場合は、後日「前にCCで発表した内容、〇〇の地方会で発表してみない」と声がかかるお決まりの流れになりやすいと思います。この場合のポイントは、クリニカルカンファレンスの時点で既にある程度完成した内容であるため、指導医側にとって新たに何かを追加で指導する必要性が乏しいことが見えているわけです。我々も人の子ですから、「I will follow you even if I expect tomorrow's hardships」という訳にはいかないのです。

偶然のチャンスを能動的に手繰り寄せる方法とは

チャンスを与えたくなるような若者像

　自分自身の経験と、研修医を指導してきた経験から、ある程度上司とし

208

て研究を任せたくなる、また何らかのチャンスを与えたくなる若者の像というのがあるように感じます。一番は目の前のこと（日常臨床）を全力で、それも迅速にこなすことです。上司からの指示へのレスポンス（○○を用意しておいて、○○までに患者さんの家族に電話しておいてなどの処理が、次の機会に会ったときには済んでいること）が早いことがあります。とりわけ「1週間くらいでお願い」という仕事が1日で終わったり、「1ヵ月くらいでお願い」という仕事が1週間で終わったりするなど、予定していた期間の単位を一段階下げてくるような仕事の速さの場合は、強烈に「使える」印象を与えます。

研究指導は指導医の負担が大きいという前提

前述しましたが、研究指導というのはどうしても上司の負担が大きくなるため、レスポンスが遅かったり、文献の読み込みが甘かったりする若手医師の場合は遅々として進まず、一緒に泥沼にはまったような気持ちになります。これはどういうことかというと、そもそも前述のような「使える」若手医師の場合であっても、最初のうちは文献検索・論文読解という作業にはある程度時間がかかるため、十分なエフォートを費やしても指導医が2〜3時間で理解する内容を把握するのに2〜3日はかかるというような状況が生じます。況や、それ以下の研修医の場合は自分なりに頑張ったとしても10日や下手すると1ヵ月かかる場合があります。

すると、指導医のイメージするタイムコースから大幅に遅れを生じる結果となり、「自分でやったらもうとっくに終わってるな」というような課題に、延々と付き合うことになります。もっと悲惨な場合は、結局研修医が仕上げてこないからしびれを切らした指導医が半分以上仕上げて、研修医の名前で発表させるというパターンになります。

それ全然得じゃないから

自分が何もしなかったら指導医が仕上げてくれるのならそれが一番得じゃないかなと一瞬思うかもしれませんが、それは大間違いです。締め切りに追われて上司が仕上げてくれるもののほとんどは学会発表の抄録で、論

文の場合は専門医の取得に必要な最低限の1本ということになるのでほぼほぼ和文商業誌でしょう。一般に通常の論文投稿に締め切りという概念は存在しませんから、自分がモタモタしていると放置されていつまでも完成しないだけ、もしくは指導医が早く発表したい内容のテーマであった場合は指導医が1st authorとして発表してしまうかもしれません。

　前述しましたが、論文というのは筆頭著者ではなく責任著者（指導医）が最終責任者なので、責任著者に筆頭著者の資格がないと判断されたらそれまでになってしまいます。何よりも、指導してもらう過程で得られるはずだった、研究の進め方、論文の書き方のノウハウを得られないことが、一番のデメリットなのではないかと思います。

自分は何のために研究しているのかに立ち返る

　後述しますが、そもそも研究や論文というのはそれ自体に意味がある訳ではなく、何らかの目的の達成のための手段だと思います。ですから、自分の人生（仕事上）の最終目標のために研究や論文が必要な場合は、研究や論文について面倒くさいなと思っても取り組む必要があるでしょうし、目標達成のために不要な場合は取り組まなくてよいのです。つまり、可能な限り努力はしたくないけどアウトプット（業績）は確保したいというアプローチはどっちつかずで、まず自分は何のために研究しているのかをはっきり自覚する必要があるように思います。

論文をなぜ書くのか

　では、研究をして論文を書くのはなぜなのでしょうか。これは完全に人それぞれなのではないかと思います。先行書をいろいろ読んでいると、「医学の発展に貢献できる」とか「研究に参加してくれた患者さんへの礼儀である」とか書かれています。後者についてはそういう考え方もあるかなと思わないでもないのですが、医学の発展に貢献するために症例報告や後方視的研究を論文として発表する必要があるかといわれると何か違うように感じます。

筆者の場合

筆者の場合は、研究発表・論文作成の目的は完全に自らが留学するためでした。医学部卒業時点から、将来的に研究留学したいという強い希望があり、そのためには英語論文が複数あったほうがよいと考えていました。留学を志した理由は極めて漠然としており、一生のうちの一度くらいある程度の期間海外で生活したいというものでした。留学の際に curriculum vitae（CV）という履歴書が必要になりますが、その際の業績欄を埋めるために論文が必要だったわけです。

詳述はしませんが、大学院時代に何本か英語論文を書くことができ、結果的に医局のコネでスタンフォード大学に留学することができました。留学先で多くの日本人研究者と知己を得ましたが、研究者として身を立てるために夜中も実験に明け暮れている友人たちと比べると、子どもの学校の送り迎えをするなどかなりのどかな留学生活をしていたと思います。結果的に、毎日他人の命を預かる臨床医のストレスから解放された2013年からの2年半は、私の医者人生でも極めて重要なモラトリアムであったように思います。

ですから、私は研究者として大成することを目標として論文を書いていた訳ではなく、「留学する」という目的のために多少研究をして、論文を書くということをしていたので、渡米してしまった後は必死に研究をするというよりは限られた留学生活をエンジョイするということに注力しました。

帰国後

帰国後のことはあまり考えておらず、アメリカで行っていた基礎研究（動物実験）はそれで終わりにして、臨床医として働くつもりだったのですが、医局の人事の関係で大学病院に戻ることになり現在に至っています。では、今現在自分が何のために研究をしたり論文を書いたりしているのかというと、1つは大学病院で働き続けるためだと思います。私が現在勤め

番外編

ている神戸大学病院は神戸市中央区にあり、中心地である三宮に地下鉄で
2駅という大変な好立地であり、市内の自宅からの通勤も容易でとても都
合がよいのです。一方、大学で教官を続けるにはある程度の業績を出し続
けることが求められるため、現在の生活を維持するために論文を書いてい
ます（生活環境の確保）。

　2つ目は、誤解を恐れずに書くと競争的研究費を獲得するためです。論
文がたくさんあると、研究費申請のときの業績欄が埋まりやすいので研究
費に採択されやすくなります。研究費が取得できると、それによって更な
る研究のセットアップができますし、学会などへ自腹で参加する必要もな
くなります。また、大学院生を指導して研究してもらうためにも元手が必
要です。研究ができないとなると、大学院生が大学病院に戻ってきてくれ
る理由もなくなるので、目先の臨床スタッフもままならなくなり、日常臨
床にも窮する状態になります。これらが直接的な理由です（研究資金の確
保）。3つ目として、下の先生の論文がアクセプトされたりすると彼らが
結構喜んでくれるので、感謝されるのがうれしくて続けているというのも
あります。

医学への貢献は無理でも、自分と同じような境遇の医師に貢献できるかもしれない

　とはいっても、どのような思惑で行った研究・論文発表であっても人の
役に立ってほしいと願うのは、当然の成り行きです。症例報告や後方視的
研究が役に立つ場合というのは、同様の症例や疾患を経験して今まさに治
療・診断を検討している医師の目に触れた場合ではないかと思います。特
に集中治療の現場などで、一分一秒を争うような状態にあっては、図書館
で取り寄せないと読むことのできないエビデンスレベルの高い論文より、
ネット検索で簡単にアクセスすることのできるエビデンスレベルの低い論
文のほうが有用なこともあります。

　そのような観点から、学会抄録、論文投稿にあたっては具体性とアクセ

シビリティを最優先に考えて取り組んでいるのですが、別稿で解説しています。つまり、現在は、自分のために論文を書いているけど、人の役にも立ってほしいなと思っているのです。読者諸兄も、自分がなぜ研究・論文作成をしようと思うのかはよく考えたほうがよいと思います。医師の時間は有限で、診療や教育などにもっと時間を割いたほうが自己実現につながるタイプの人もいるはずです。

意識は、低いほうがいい

意識高い系の人

　一般に、「意識高い」というのは関東ではやや誉め言葉、関西では多少ディスワードとして用いられているように思います。筆者の完全な主観ですが、「意識高い系」の人というのは、今目の前の課題だけにとどまらずより広い視野で物事をみている人のことを指すように思います。例えば、地球環境全体のことを考えて、マイバッグを持参してレジ袋をもらわない人とか、缶コーヒーを買わずにマイボトルにコーヒーをいれて持ってくる人などです。日常生活においてはこういった人たちというのはむしろ模範的な生き方であり、関西的なノリでいうと「格好つけている」ということになるかもしれませんが、地球規模で考えた場合は褒められた存在だと思います。

意識高い系の研修医

　一方、これを若手医師に置き換えた場合はどうなるでしょうか。若手医師・特に研修医が「意識高い」場合、得てして目の前の課題以外のことが気になりがちです。例を挙げると、今自分が実際に担当している肺炎とか喘息とかコモンディジーズの患者さんのことよりも、将来もしかしたら担当するかもしれない心臓移植や遺伝性の希少疾患について興味がわくわけです。つまり、今既に経験してしまっていることよりも、まだ見ぬものへの興味が勝りがちです。すると、学会のセミナーに行きますとか、院内他科の勉強会に参加しますとかいうことになり、わりと目の前の患者さんに

番外編

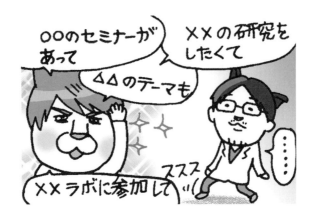

かける時間が少なくなりがちです。

　私が「意識高い」ことをよしとしないのは、患者さんの立場に立った場合に、自分の主治医が将来よい医師になるために一生懸命自己研鑽してくれることよりも目の前の自分にしっかり向き合ってくれることのほうが重要だと思うだろうからです。ただ、彼らの名誉のために言っておくと「意識高い人」というのは概して優秀な人が多いので、最低限のことはしっかりこなすので日常臨床で他者に迷惑をかけるということはありません。

意識高い系の人を指導した場合

　これを研究指導に置き換えるとどういうパターンが予想されるかというと、「今、他の科の症例報告を書いているので」とか、「今度、〇〇先生の研究班会議に参加させてもらうことになったので」とか、「最近、基礎研究のラボで実験を始めたので」とか、自分が与えたテーマ以外の要件のせいで当該課題へのエフォートが少なくなる可能性が危惧されるのです。幸い私は「意識高い系の人」を濃厚に指導したことがないのでこれは妄想の範疇を出ませんが、意識高い人というのはそもそも興味のアンテナが高いので次々に新たな興味が湧いてくるため、ある時点で一番興味があったものが数ヵ月後には優先順位が下がっているようなことが起こるのではないかと思います。ただ、研究にしろ、論文にしろ、取っ掛かりは楽しいので

すが、どうしても中だるみしがちなフェイズというのは訪れるので、その時に他のより面白そうなものにパッと飛びついてしまうようなリスクがある人の指導を引き受けるのは躊躇するのです。

　忘れてはいけないのは、指導医は付き合っているのであって当事者はあなただということです。そもそも、研修医に与えるようなテーマというのは指導医にとってもそれほど興味深いテーマではなく「自分にとっては大した意味はないけど、彼ら彼女らにとっては貴重なチャンスであるから」という判断で与えているはずなので、当事者が途中で興味を失いそうに映る場合は多分声かけしないのではないかと思うのです。

意識低い系の人のよさ

　逆に「意識が低い人」というのは、悪く言うと視野が狭い人、目の前のことにしか気を配れないタイプということになるかもしれません。しかし、研究指導の観点からすると、つまらなくても目の前のことをコツコツ進めてくれるというのが一番ありがたいので、有用に思います。臨床面においても、とりあえず目の前の患者さんにはしっかり対応してくれるので患者さんの満足度は決して低くありません。アリとキリギリスのアリのようなものだと考えています。現在の私のグループにはこの「意識低い系」の人たちが集積しつつあります。

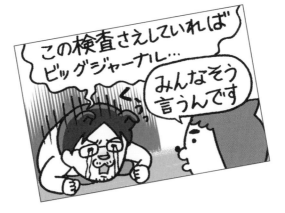

（本当の）あとがき

注意：本書だけで論文執筆にかからないでください

　最後まで読んでいただき本当にありがとうございました。本書は私が大学教員として下級医を指導する過程でここ数年間蓄積したノウハウをすべて注ぎ込んだ自信作です。想定していたよりもはるかに産みの苦しみが大きかったので、このような形での出版はもう二度とないだろうなと思いますが、企画の持ち込みから、最後までお付き合いいただいたメディカ出版のみなさまには感謝の気持ちしかありません。思うがまま書き進めてみましたが、それなりにオリジナリティの高い内容に仕上がったように思います。

　繰り返しになりますが、本書は「論文の書き方」や「臨床研究の進め方」を指南するタイプの HowTo 本ではありませんので、これ一冊の知識だけで論文執筆にかからないほうがよいとは思います。ただ、巷にあふれている多くの HowTo 本（正直どれもよい意味で似たような内容だと思います）に書かれていないことをできるだけ含めるように努力したので、それらの補完として是非参考にしていただければと思うのです。

自分のために頑張っているだけなのだと肝に銘じる

　本文でも少し触れましたが、（本書で扱う程度の）臨床研究を行う

ことや論文を執筆することは、それだけでは直接的に人の役に立つものではありません。日々の日常業務（診療）に粛々と取り組むことや、学生・下級医を指導することのほうがよっぽど直接的に人の役に立っているのではないかと思います。では、何のためにしているのかというと、何度も繰り返しになりますが、結局「自分の（業績の）ため」に取り組んでいるのだろうと思います。

　時々勘違いしている人がいるように感じるのですが、自分が「自分のため」に頑張るのは至極当たり前のことなので、（少なくとも症例報告や後方視的研究レベルの）臨床研究をしていることや論文を書いていることが、即ち他者に尊重されるべきであると考えるのは大きな間違いです（「私は論文を書いているのだから云々……」「○○さんは論文を書いていないのに云々……」というアプローチです）。こういう考え方で物事に取り組むと、周囲といろいろな摩擦が生じ、研究の遂行にも困難が生じてくるのではないかと思うのです。「私は自分のためにやっているだけなのだから、周囲から理解・協力が得られなくても当たり前」くらいのライトな気持ちで取り組むのがよいと思います。同時に、患者さんの命がかかっているわけでも、誰かの人生を背負っているわけでもないので、あまり目が出なさそうなテーマであればあっさり撤退しても、何ら問題はないわけです。

　一方、「自分は診療や教育を頑張っているのだから、そちらだけで評価してほしい」と考えるのは自由ですが、それを評価するのは他者ですので学術業績がないことで不利益を被ることもあると思います。例えば、本書執筆時点で筆者の元には現職の 5 年毎の再任審査のお知らせが届いています。それによると、①履歴書、②任期中の業績概要、③任期中のまとめと再任後の抱負を提出して評価される形式のようです。業績評価の基準は、論文出版数、研究費獲得状況、受賞歴な

どに基づいて判定されると記されていますので、論文が全然出ていない場合は職を失うことになるのでしょう。結局、筆者が現職を続けたいと考える限りにおいて「自分のために」論文を書き続けないといけないでしょうし、現職にこだわりがない場合は「自分のために」論文を書く必要はないのだろうということです。

結局、労力を無駄にしないためには

　ここまでの話の流れは「こいつ偉そうに何書いてるんだ!???」となるかもしれませんが、ここからが話の本題です。究極的に「労力を無駄にしない」ためには、まず自分が臨床研究なり論文執筆を本当に必要としている状態なのかをできるだけ早く見極めることが重要なのです。以下に、より具体的に説明します。

　例えば、【早くから開業するつもりなので専門医だけは必要】というキャリアパスであれば、専門医の要件を満たすレベルの論文（和文の学会誌もしくは商業誌で十分）を早く書き上げることが重要だと思います。無理して英語の論文を書いて採択までに時間がかかり、専門医取得が遅れ、結果的にとれるはずだったサブスペシャリティ領域の専門医（アレルギーや新生児など）が取得できないまま開業してしまったらもったいないと思うのです。

　翻って、【教授や学術機関の長などアカデミアの頂点を目指す】キャリアパスであれば、1本でも多くの英語論文の執筆が必要になります（多くの場合、和文誌の学術業績としての意義は乏しいです）。そういった状況では、部下が和文商業誌に投稿したいとか言ってきても、基本的に却下する必要があり、どんな没ネタであっても英語論文としてアクセプトされるまで貪欲に頑張り続けるように指導するべきです。それは結果的に、部下の生涯学術業績を最大化することにもつながって

いるのでしょう（今となっては、私もかつて上司に指導されたことの意味はよくわかります……）。

　また、本書の読者層に最も多いと思われる【将来は市中病院で普通に臨床に取り組むつもりだけど、博士号だけはとっておきたい】というキャリアパスであれば、大学院進学後は学位論文の要件を満たす英語の原著論文 1 本の作成に全力で取り組み（後方視的研究が最も手っ取り早いでしょう）、それ以外の時間は臨床技能の研鑽に費やすのがベストだと思います。その過程で、2 本目の英語論文執筆を試みたり、基礎研究に触れてみたりするのもよいですが、最終的に必要になるのは臨床技能です。ここが疎かなままだと、結局何をしていたのかわからないことになると思うのです。

　もちろん、自分が将来何をしたくなるかわからないので可能性のあるものすべてに手を出したいという気持ちは痛いほどわかるのですが、時間は有限です。また、それ以上に臨床にしろ、教育にしろ、研究にしろ、家事・育児にしろ、趣味にしろ、実はすべてものすごく奥が深いため、労力を選択的に投資しないことにはどれ一つすら思うような結果を得ることはできないのではないかと思うのです。ですから、「せっかくここまでやったんだから英語論文にしないともったいない」とか「せっかく英語論文を 10 本書いたのだからアカデミアを離れてしまうのはもったいない」とかいうのは誤りです。もったいなさに引っ張られてどんどん意図しない方向に労力をつぎ込んでしまうのが、結局労力の無駄なのではないかなと思います。

　本書を読み終えられた読者諸兄が、やっぱり論文とか書く必要なかったなと思い直して本書を本棚の奥深くに収納（願わくば廃品回収ではなく）してくれたとしても、「労力を無駄にしない」観点からは十分に当初の目標は達成できているように思うのです。

スタンフォード式？

　ちなみに本書は、実は当初「【スタンフォード式】臨床研究テーマの選び方」という題名を考えていました。最近、さまざまな媒体でスタンフォード大学がすごいと話題になっているのを見聞し、「スタンフォード式」が一種のパワーワードとなっているのではないかと感じ、急遽後付けすることにしようと思いたったのでした。スタンフォードを付けるだけで、単純に本書を手にとってもらえる確率が少しでも上がるのであれば、それで OK なのではと考えており、以下のような説明文もすでに作成済みでした。

　筆者は確かにスタンフォード大学にポスドクとして留学していた時期がありますが、研究室の日雇い研究者を 2 年程度勤め上げただけで、スタンフォード大学を体現する存在では全くありませんし、本書の内容にも当時の経験は多く見積もっても 1% 程度しか反映されていません。しかしなお、「スタンフォード式」と名付けるだけで本書を手にとってくれる読者の方が一人でも増えるのであれば狙いは十分に達成できていると考えますし、おおらかな気風のスタンフォード関係者が目くじらを立てることもないと信じています。

　ただ、逆に意識高い系の医者が書いた上から目線の指南書として敬遠されるリスクもあるだろうなと思い直し、現在の題名に落ち着いています。これが吉と出るのか凶と出るのかは、神のみぞ知るというところです……。

2021 年 7 月

神戸大学医学部附属病院小児科 講師

藤岡一路

著者略歴

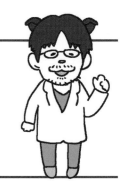

藤岡一路（ふじおか かずみち）

神戸大学医学部附属病院小児科 講師

経歴

2004年 神戸大学医学部医学科卒業
2004年 兵庫県立淡路病院 臨床研修医
2005年 兵庫県立こども病院 臨床研修医
2006年 加古川市民病院小児科 専攻医
2008年 神戸大学医学部附属病院周産母子センター 小児科 臨床研究員
2012年 Research Fellow, King's College Hospital, London, UK
2012年 神戸大学大学院医学研究科小児科博士課程修了
2012年 兵庫県立こども病院周産期医療センター新生児科 医長
2013年 Postdoctoral Scholar, Stanford University, Stanford, CA
2016年 神戸大学大学院医学研究科内科系講座小児科学分野 特命助教
2017年より現職

認定医

日本小児科学会 小児科専門医、指導医
日本周産期・新生児医学会 周産期専門医（新生児）、指導医

所属学会

日本新生児成育医学会（旧名称：日本未熟児新生児学会）　代議員、国際渉外委員会
委員、医療の標準化委員会委員、調査研究審査委員会委員

日本周産期・新生児医学会 女性医師活躍推進委員会幹事 B（小児科）領域
日本Shock学会 評議員
日本小児感染症学会 代議員
日本エンドトキシン・自然免疫研究会 代議員　等

その他

2020年 Open Medicine, Editorial Board Member (section "Pediatrics and
　　　 Neonatology")
2020年 BMC Pediatrics, Associate Editor (section "Neonatology")
2020年 PLOS ONE, Academic Editor

受賞

2011年 日本未熟児新生児学会 佐多フェローシップ゜
2013年 9th Congress of Asian Society for Pediatric Research, Young Investigator
　　　 Award
2014年 小児医学研究振興財団 イーライリリー海外留学フェローシップ゜
2014年 Stanford 5th Annual Pediatrics Research Retreat, Outstanding Abstract
　　　 Poster First Prize
2014年 10th Congress of Asian Society for Pediatric Research, ASPR Best Research
　　　 Award
2014年 日本未熟児新生児学会 日本未熟児新生児学会賞
2015年 Western Society for Pediatric Research, Mead Johnson Travel Award
2016年 第31回日本Shock学会総会 会長賞
2016年 12th Congress of Asian Society for Pediatric Research, Travel Grant Award
2017年 Western Society for Pediatric Research, WSCI Travel Award
2018年 The 2nd Taiwan-Korea-Japan Joint congress of neonatology, Travel Award
2019年 神戸大学医学部附属病院 Best Teacher Award
2019年 International Pediatric Research Foundation (IPRF), Travel Award grant for
　　　 Early Career Investigators
2021年 Pediatric Research, Early Career Investigator (ECI) March Awardee (published
　　　 as Early career investigator highlight biocommentary, Pediatr Res . 2021 doi:
　　　 10.1038/s41390-021-01404-x.)

Cブックス

労力を無駄にしないための
臨床研究テーマの選び方
―論文執筆マニュアルを開く前に読みたい没ネタ回避術

2021年9月1日発行　第1版第1刷

著　者　藤岡 一路

発行者　長谷川 翔

発行所　株式会社メディカ出版
　　　　〒532-8588
　　　　大阪市淀川区宮原3-4-30
　　　　ニッセイ新大阪ビル16F
　　　　https://www.medica.co.jp/

編集担当　江頭崇雄
装　　幀　市川 竜
組　　版　株式会社明昌堂
本文イラスト　藤井昌子
印刷・製本　日経印刷株式会社

ISBN978-4-8404-7578-5　　Printed and bound in Japan

当社出版物に関する各種お問い合わせ先（受付時間：平日9：00～17：00）
●編集内容については、編集局 06-6398-5048
●ご注文・不良品（乱丁・落丁）については、お客様センター 0120-276-591